Wenn (keine) Arbeit krank macht

Wenn (keine) Arbeit krank macht

Arbeitsheft zu psychischen Folgen der Arbeitslosigkeit und zum Umgang mit den Sinnen

Herausgegeben von
Dr. Michael Geiger

Novitäten & Raritäten
NoRA

Wir danken dem Bezirksamt Lichtenberg von Berlin, und der Stadt Berlin für die Bereitstellung finanzieller Mittel aus dem »Europäischen Sozialfonds«.

Herausgeber: Dr. Michael Geiger
Rechte: existere e.V.
Vorsitzender Dr. Michael Geiger
Franz-Jacob-Str. 4a in 10369 Berlin
Tel.: 030 - 98 60 88 97
Fax: 030 - 98 60 79 73
E-mail: info@existere.de
Web: www.existere.de

Redaktion: Jeder Autor zeichnet für seinen Beitrag.
Die Beiträge von Frau Avias, Herrn P., Herrn P., Herrn H. und Herrn M. basieren auf Interviews und ihrer redaktionellen Bearbeitung durch Frau Sigrid Kraatz. Das gleiche gilt für den Beitrag von Herrn Bauer in der Bearbeitung durch Frau Jentsch und den Beitrag von Frau D. durch Frau Büttner. Alle Beiträge wurden im Team diskutiert, und die Erarbeitung wurde durch 7 Workshops begleitet.

Grafische Gestaltung des Schutzumschlages: Frau Kathrin Preuß
Fotos, Malerei und Grafik und deren fotografische Reproduktion: Frau Kathrin Preuß
Fotos der Ausstellungsexponate: Frau Simone Verch
Aphorismen der Rückseite: Herr Dr. Michael Geiger
Redaktionelle Bearbeitung: Frau Dr. Sigrid Schenk
und Frau Dipl.-Oec. Marion Jentsch

Reihe »cogsens«, Heft 1

ISBN 978-3-86557-236-3

Torstr. 145, 10119 Berlin
Tel.: 030 20454990 Fax: 030 20454991
E-mail: kontakt@nora-verlag.de
Web: www.nora-verlag.de

Druck: GGP media on demand, Pößneck
Printed in Germany

Inhalt

Leben heisst aussuchen

In dem vorliegenden Buch kommen Menschen zu Wort, die sich in den vergangenen Jahren immer wieder an das Leben herangekämpft haben; dies oftmals im wahrsten Sinne des Wortes.

Dabei fanden sie Begleitung durch engagierte MitstreiterInnen und UnterstützerInnen in Vereinen, im Job-Center, im Gesundheitsamt, in Krankenhäusern, bei Menschen in vielen Institutionen und in unterschiedlichsten Funktionen. Sie alle haben dabei mit geholfen, dass Betroffene neue Chancen erhalten, damit vielfach Biografien und Lebensplanungen wieder vom Kopf auf die Füße gestellt werden können.

»Leben heißt aussuchen« – Stimmt das wirklich? Ist es nicht vielmehr so, dass seelische Belastungen, psychische Beeinträchtigungen, widrige Lebensumstände gar nicht von uns beeinflusst werden können; Jeder, der die Wahl hat, wählt doch ein gesundes, zufriedenes Leben?

Ja – und nein. Den Verlust des Arbeitsplatzes, den Verlust eines nahen Menschen sucht sich niemand aus. Unglück im Beruf, persönliche Rückschläge in der Familie, psychische Erkrankungen können jeden treffen. Türen können sich im Leben schließen – es kommt darauf an, neue Türen zu öffnen.

Die AutorInnen dieses Buches zeigen, dass sie neue Türen geöffnet haben. Jede einzelne Geschichte ist nicht nur des Lesens, sondern ganz besonders des Nachdenkens wert. Jede Autorin, jeder Autor verdient großen Respekt – nicht zuletzt auch für die Offenheit, mit der Biografien geschildert werden.

Respekt verdienen auch die UnterstützerInnen und MitstreiterInnen, die den Betroffenen neue Chancen vermittelt – und somit auch neue Türen geöffnet – haben.

Ich danke dem Krankenhaus Königin Elisabeth Herzberge, ambulanten Gesundheitsträgern und dem Gesundheitsamt Lichtenberg sehr dafür, dass sie zu psychischen Krankheitsbildern intensiv aufklären. Ich danke dem Job-Center für die besondere Unterstützung, damit Betroffene wieder Beschäftigung finden. Mein herzlicher Dank gilt dem Verein existere e.V. für das besondere Engagement, um Betroffenen bei der Entwicklung von Lebensperspektiven zu helfen.

Bitte lesen Sie das Buch. Jede einzelne Geschichte macht Mut.

Michael Räßler-Wolff
Stadtrat für Familie, Jugend und Gesundheit
Bezirksamt Lichtenberg von Berlin

Einleitung

Es gibt sicher unendlich viele Motive, Bücher zu schreiben.

Die Idee für das vorliegende Buch ist nicht am »grünen Tisch« entstanden, aus einem etwaigen Bedürfnis intellektueller Selbstdarstellung, oder als »Pflichtleistung« im Rahmen von Publikationslisten.

Sie ist entstanden aus dem Bedürfnis, die vielfältigen Beobachtungen einer reichen Projektarbeit des Vereins existere e.V. zu sammeln, zu verdichten und öffentlich zu machen.

Sie ist dem Bedürfnis unterschiedlicher Autoren geschuldet, ihre authentische Stimme als Zeitzeugen, als Betroffene und als Agierende zu erheben in einer Realität, die psychische Folgen der Arbeitslosigkeit nur allzu gerne ausblendet.

Es kann jeden von uns treffen.

Verlust der Arbeit, Verlust der Gesundheit, Verlust der Freunde, Verlust der Selbstachtung, ja Verlust der Lust überhaupt.

Egal in welcher Reihenfolge, die Bilder und das psychische Knäuel unentwirrbarer Leidensdrücke ähneln sich in gewisser Weise.

Wie komme ich da raus?

Es gibt kein Patentrezept. Und doch gibt es Wege.

Einige davon werden im vorliegenden Arbeitsheft aufgezeigt.

Warum eigentlich Arbeitsheft?

Harte Arbeit stellte es für jeden der Autoren dar, aus dem psychischen Loch herauszukommen. Harte Arbeit war es für die Autoren, die Berichte zu schreiben. Arbeit macht es, das Buch zu lesen. Und schließlich bekennen sich die Autoren generell zum Wert der Arbeit.

Wer wird das Büchlein lesen wollen?

Betroffene – so hoffen wir. »Oh, die kennen doch die Probleme am eigenen Leib«, könnte man entgegnen. Nun gut, kennen sie aber auch die Vielfalt möglicher Auswege? Ist nicht die Anregung des Gleichgesinnten einer der mächtigsten Hebel, Gedanken an sich heranzulassen?

Der Arzt, der Psychologe, der Therapeut. »Der kennt doch aus seiner Sprechstunde hunderte solcher Fälle«, könnte wiederum entgegnet werden. Gut, er kennt die Sozialanamnese, kennt er aber die

Vielzahl der Auswege? Wird in den Berichten nicht gerade deutlich, dass kassenärztliche Therapien in vielen Fällen die Prozesse begleiten, jedoch viele der Ausstiege nur begrenzt herbeiführen können?

Die Verwaltungsangestellten der Ämter (Sozialamt, Arbeitsamt, Gesundheitsamt etc.), all diejenigen, die für die Umsetzung des Sozialgesetzes kommunalpolitische Verantwortung tragen. »Wird die das interessieren?«, wurden wir zuweilen gefragt. Wir sind der Meinung: Ja, denn ohne deren Unterstützung wäre das Projekt ja auch nicht gelaufen. Hinter den Gesetzen, Verordnungen, Haushaltsrichtlinien verbergen sich konkrete Menschenschicksale. Liest man die Geschichten, werden der Sinn und der Wert eigenen Tuns deutlich, man erträgt die Unbilden täglicher Kleinarbeit besser. Bekommt das Problem oder der Erfolg einen Namen, ein konkretes Gesicht, trägt es zur eigenen Handlungsorientierung bei, macht einem selbst Mut, Wut oder macht eben auch leise und weise.

Politiker, die allzu leicht geneigt sind, die Bodenhaftung zu verlieren und eigene Teilhabe auf Repräsentation zu verkürzen. Das Lesen der Beiträge ist kein Wahlkampf, aber es hilft, diejenigen zu verstehen, von denen man gewählt werden möchte.

Das Büchlein hilft, sich ein Gefühl für die Vielschichtigkeit des Lebens und die Sensibilität für den Einzelnen zu bewahren.

An dieser Stelle bedanken wir uns beim Bezirksamt Berlin-Lichtenberg für die Unterstützung dieses Projektes im Rahmen des »Lokalen Sozialen Kapitals«. Von Beginn an haben die Verantwortlichen Herr Dr. Scheil und Frau Schmidt an die Idee geglaubt. Auch, wenn so etwas immer eine Teamleistung ist, lag ihr Engagement bei weitem über dem, was man gewöhnlich erwarten darf. Frau Medizinaldirektorin Dagmar Schulze danken wir für die Vielzahl fachlicher Ratschläge sowohl beim Erstellen der Beiträge als auch bei der Konzipierung und Durchführung des Projektes.

Dank gilt auch unserer Sozialpädagogin Frau Kraatz, die mit ihren Interviews einigen der Betroffenen geholfen hat, ihre Gefühle und Erinnerungen in solche Worte zu fassen, dass sie auch beim Leser wiederum Emotionen auslösen.

Die Mehrheit der Autoren kannte sich zu Beginn des Projektes nicht. Die Entwicklung der Bereitschaft, über ganz persönliche Dinge, über Verletzungen, eigene Fehler, Hoffnungen und Entmutigungen öffentlich zu reden und das dann auch noch zu dokumentieren, war ein Weg über mehrere Monate hinweg.

Dank an dieser Stelle gilt Frau Preuß, die nicht nur einen Beitrag als Autorin leistete, sondern auch als Grafikerin und Malerin dem Büchlein eine wahrhaft sinnliche Ausstrahlung gegeben hat.

So entstanden gemeinsame Erfahrungen und ein Erlebnis, den Weg der nicht leichten »Aufarbeitung« dunkler Punkte in der Biographie durchgehalten zu haben.

Am Ende steht der berechtigte Stolz auf die eigene Leistung der Autoren. Zugleich steht die Aufforderung gegenüber der Öffentlichkeit, sensibel bei jeder politischen und ökonomischen Entscheidung an deren Auswirkungen für die seelische Gesundheit der davon Betroffenen zu denken.

Gedankt sei auch Frau Dr. Schenk, ohne deren Akribie, Geduld und Einfühlungsvermögen die redaktionelle Arbeit nicht zu schaffen gewesen wäre.

Dr. Michael Geiger
Vorsitzender
Vorstand existere e.V.

Dr. Michael Geiger

Die Arbeit und die Übel

»Die Arbeit hält drei große Übel fern:
Die Langeweile, das Laster und die Not.«
Voltaire

Vier Zusammenhänge haben mich erstaunt, nachdem ich begonnen habe, mich mit Fragen des Zusammenhangs von Arbeitslosigkeit und deren psychischen Folgen zu beschäftigen.

Erstens sind die Fragestellungen, die mich bewegen, keineswegs neu, keineswegs unbekannt und keineswegs unerforscht.

Dabei bestand das Erstaunen nicht etwa in der Erkenntnis des Zusammenhangs, sondern viel mehr darin, wie lange diese Erkenntnis bereits bekannt ist und wie vielfältig sie untersucht und empirisch belegt wurde.

Voltaire, der Mann der Aufklärung im 18. Jahrhundert, geißelte, wie kaum ein anderer die Missstände des Absolutismus, der Feudalherrschaft sowie das weltanschauliche Monopol der katholischen Kirche. Er tat dies in einer präzisen und allgemein verständlichen Sprache. Und das vor heute dreihundert Jahren.

250 Jahre später erschien eine der weltweit ersten wissenschaftlichen Untersuchungen über den Zusammenhang von Arbeitslosigkeit und psychischen Erkrankungen in Marienthal (Niederösterreich).[1]

Die brillante Studie über die psychologische Situation Langzeitarbeitsloser eines Ortes bestätigen den Gedanken Voltaires in nahezu gespenstischer Weise. Nur zeigte sich quasi im Umkehrschluss, dass nämlich fehlende Arbeit die Übel zwingend verursacht, die sie fernhalten kann.

Zum Zeitpunkt der Weltwirtschaftskrise 1933, bei der die Arbeitslosenzahlen allein in Deutschland auf über 6 Millionen anstiegen, wurden durch *Jahoda, Lazarsfeld und Zeisel* durch die Studie sehr

1 Marie Jahoda, Paul F. Lazarsfeld, Hans Zeisel: Die Arbeitslosen von Marienthal. Ein soziographischer Versuch. Suhrkamp 1975.

präzise die Faktoren benannt, die durch den Verlust der Arbeit zu psychischen Folgen bei den Betroffenen führen.

In äußerst beeindruckender Weise werden in der Studie Faktoren herausgearbeitet wie:

- veränderter Tagesrhythmus bis hin zu einer »Entschleunigung« der Fußwege. Es wird vom »Zerfall des Zeitbewusstseins« gesprochen, das seinen Sinn als Ordnungsschema im Tagesablauf verloren hatte.[2]
- Verlust der Perspektive für den Beruf und z.T. für die Familie, was enorme Auswirkungen vor allem auf die Kinder hat.
- Verlust der sozialen Kontakte, Niedergang vielfältiger Vereinsaktivitäten (Fußball, Theatergruppe), Niedergang politischer Aktivitäten. »Früher haben die Marienthaler darauf gewartet, dass all das einmal vorübergeht.« ... »Keiner erwartet mehr eine Änderung«, heißt es in der Studie.[3]
- Verlust des persönlichen Selbstwertgefühls.
- Erleben individueller Handlungsohnmacht bei wiederholten Absagen. (Teilweise wurden über 100 Offerten im Jahr verschickt.)
- Abhängigkeiten von der Arbeitsverwaltung. Auch die Zunahmen anonymer Anzeigen beim Verdacht auf nicht erlaubte Gelegenheitsarbeiten verstärkten das Gefühl der Ohnmacht, etwas gegen die eigene Situation tun zu können.[4]
- Aufkommen von individuellen Schuldgefühlen.

Spannende Aussagen gibt es zur Untersuchung dieser Zusammenhänge seit dem Ende der 70er und Anfang der 80er Jahre.[5]

Mit der Vorahnung, dass die Arbeitslosigkeit eventuell doch eine dauerhafte Erscheinung nun auch in Deutschland werden könnte, wurde die wissenschaftliche Beschäftigung mit den genannten sozialen Fragen aktiviert.

Die nachfolgende Grafik benennt die Phasen des »Abstiegs« der Arbeitslosen genau so, wie sie sich mit meinen heutigen Erfahrungen aus hunderten Gesprächen mit Arbeitslosen decken.

---

2 a.a.O. S. 101.
3 a.a.O. S. 56.
4 a.a.O. S. 62.
5 Siehe: Horst Friedrich, Ute Brauer: Arbeitslosigkeit. Dimensionen. Ursachen. Bewältigungsstrategien. Opladen 1985, S. 33.

Vergleiche ich nun die Ergebnisse der Studie der 30er Jahre mit den Schilderungen der Betroffenen in diesem Buch, stellen sich erstaunlichste Analogien ein.

Einmal mehr taucht die Frage bei mir auf, ob es das fehlende Wissen ist, welches uns so fehlleitet, oder ob es die Zwänge und Interessenkonstellationen sind, die uns wider besseres Wissen, die Verhältnisse nicht ändern lassen.

Abbildung: Die menschliche Erfahrung mit der Arbeitslosigkeit

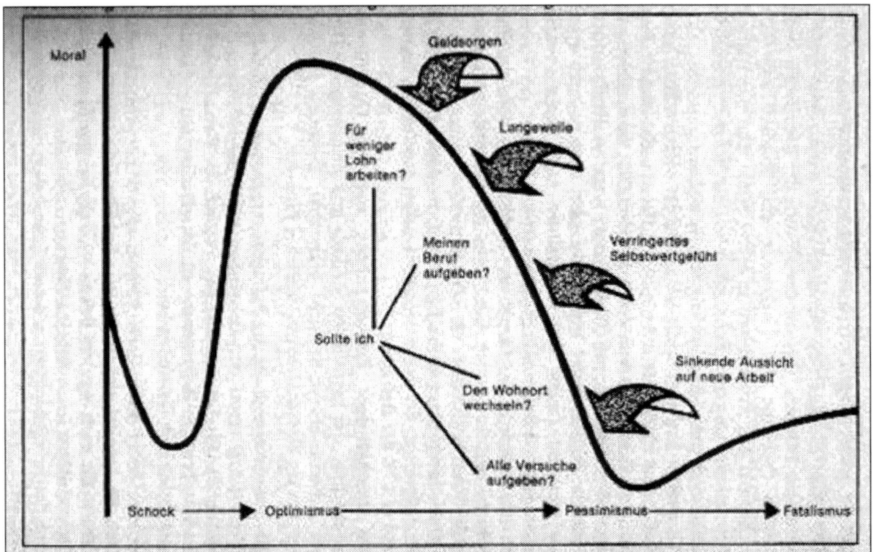

Quelle: Überlegungen II zu einer vorausschauenden Arbeitsmarktpolitik, Hrsg. Bundesanstalt für Arbeit, 1978, S. 209 (Primärquelle: Department of Employment Gazette, April 1976)

Nehmen wir nur die konstatierte Handlungsohnmacht bei wiederholten Absagen.

Kann es nicht unter Umständen kontraproduktiv sein, wenn formal x Bewerbungsschreiben pro Monat durch die Arbeitsagentur eingefordert werden, wohl wissend, dass nach 50 Ablehnungen mit keinem Vorstellungsgespräch mehr zu rechnen ist?

Die Befriedigung des Einen nach Durchsetzung der Vorschrift kann so eben zur Verstärkung der negativen psychischen Folgen des Anderen führen. Mit Volldampf in die Einbahnstraße, die sich leider als Sackgasse erweist.

Der zweite Zusammenhang, der mich in Erstaunen versetzt, ist der, dass man das Thema der Arbeitslosigkeit immer noch als ein temporäres, doch tendenziell irgendwie abbaubares Problem darstellt.

Arbeitslosenzahlen in Millionenhöhe waren in der Bundesrepublik Deutschland in den 60er und Anfang der 70er Jahre undenkbar. Nachdem im April 1975 die Zahlen erstmals auf über eine Million gestiegen waren und am Beginn der 80er Jahre bereits 2,5 Millionen erreicht wurden, stellte sich das Problem als schärfstes wirtschaftspolitisches Problem dar.

Der folgende Ausspruch des damaligen DGB-Vorsitzenden *Heinz Oskar Vetter* auf dem DGB-Bundeskongress 1981 verdeutlicht die politische Sprengkraft der Situation.

»Wer diesen Sprengstoff nicht sieht, der sich hier ansammelt, dem werden eines Tages die Brocken um die Ohren fliegen. Noch gehen die Arbeitslosen ja nicht auf die Straße. Noch verstecken sie sich eher. Aber wenn sie es tun – und sie haben es in der jüngeren Geschichte schon einmal getan –, dann heißt dies: Ende offen!«[6]

Der Zusammenbruch der sozialistischen Staatengemeinschaft in einer historisch atemberaubend kurzen Frist wurde in dieser Form nicht vorausgesehen. Selbst die so selbstbewussten Nachrichtendienste, egal ob KGB, MfS, BND oder CIA waren vom Verlauf der Ereignisse mehr als überrascht. Die Think Trust der Wall Street oder die Berater der europäischen Regierungen – sie lagen alle falsch.

Zwanzig Jahre später, bei der Finanzkrise, die ebenso »über Nacht« kam, muten die Werbesprüche der Banken und ihre Selbstauskünfte Tage zuvor (selbst noch danach!) an, als ob sie im Schlaf erwischt wurden.

Hat man das im Sinn, dann kommen einem die prophetisch anmutenden Worte von Herrn Vetter nicht mehr so prophetisch vor.

Wenn es heißt: »Ende offen!«, dann erzeugt das ein mulmiges Gefühl. Der Verlust an Hoheit über das eigene Handeln ist einer der stärksten Faktoren, die Stress verursachen bis zur Ohnmacht und Paralyse eigenen Handelns. Eine Gesellschaft im Fieber, könnte man meinen.

Mit einer entsetzlichen »Selbstverständlichkeit« wird heute von der Bundesagentur für Arbeit und den herrschenden Medien das Ab-

---

6 Zit. Nach: Horst Friedrich, Ute Brauer: Arbeitslosigkeit. Dimensionen. Ursachen. Bewältigungsstrategien. Opladen 1985, S. 33.

schwächen der Wachstumszahlen der Arbeitslosigkeit gefeiert, als ob es schon ein reales Sinken der absoluten Zahlen sei.

Galt noch Mitte der 80er Jahre die Behauptung, dass »eine Gesellschaft, die Millionen von Arbeitslosen hinnimmt, letztlich inhuman ist«[7], so tritt heute die Bundesrepublik, lieber auch außerhalb ihrer nationalen Grenzen, als der Missionar in Sachen Humanismus auf und das selbst mit militärischen Mitteln.

Dabei geht es schon lange nicht mehr nur um die Arbeitslosen.

Die Arbeitslosenzahlen und die öffentlichen Diskussionen darüber werden von nahezu der Hälfte der Bundesbürger als Bedrohungsfaktoren empfunden.

»Mittlerweile halten es 72 % der Bürger«, so schreibt *Renate Köcher*, Geschäftsführerin des Instituts für Demoskopie Allensbach, »für ein weit verbreitetes Phänomen, dass Arbeitnehmer auch mit einer Vollzeitstelle so wenig verdienen, dass sie kaum ihren Lebensunterhalt bestreiten können«.[8]

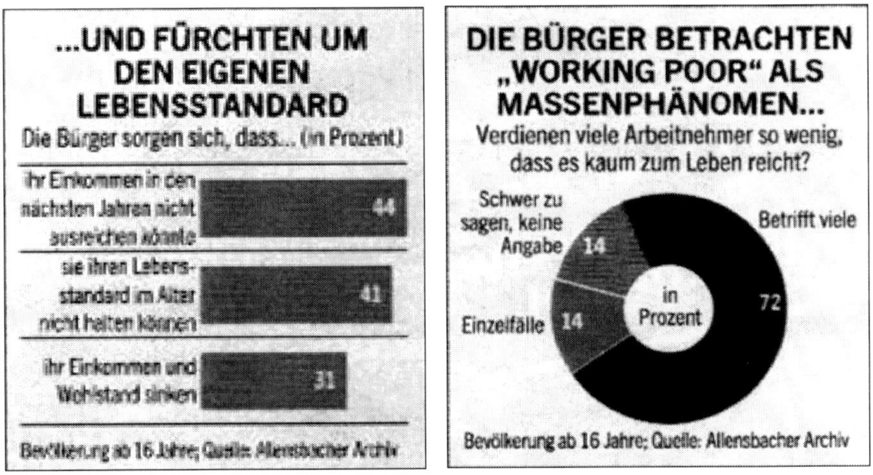

Zit.: Renate Köcher: Angst vor dem Abstieg.
In: Wirtschaftswoche 26.04.2010 / Nr. 17, S 37

Auf sehr klare Weise benennt der amerikanische Regierungsberater und Ökonom *Jeremy Rifkin* das Problem des Umgangs mit der Arbeitslosigkeit in einem Interview der Süddeutschen Zeitung: »Die Arbeit verschwindet. Das will kein Politiker seinen Wählern erzäh-

7 ebenda: S.12..

8 Renate Köcher: Angst vor dem Abstieg. In: Wirtschaftswoche 26.04.2010, Nr. 17, S37.

len. Stattdessen betet man immer wieder dieselben drei Pseudotheorien herunter. [...] Immer dieselben drei, ja. Erstens: Wir verlieren in unserem Land Jobs, weil die bösen Unternehmer Stellen ins Ausland verlagern. Zweitens: Wir haben genug Jobs, die Leute sind nur nicht richtig ausgebildet. Und drittens: Wir haben zu wenig Jobs, weil die Sozialabgaben zu teuer sind. Alle drei Argumente sind absurd.«[9]

Es ist absurd, auf ein Einschwenken der Wirtschaft zu hoffen. Es liegt in der Logik privatwirtschaftlichen Handelns, egal ob der Eigentümer einer christlichen Sozialethik folgt, ob es jüdische Kibuze sind oder kommunale Eigenbetriebe, die Unternehmen müssen sich den Gesetzen des Marktes stellen, um überleben zu können. Das bedeutet, sie müssen sich dem tendenziellen Fallen der Profitrate entgegen stellen, um überleben zu können. Das heißt, sie werden alles tun, um lebendige Arbeit zu sparen. Dieses Gesetz ist zeitweise nur auszuhebeln, wenn die Expansion auf neue Märke möglich ist. Nach Osteuropa, China, Indien und Brasilien bleiben in den nächsten Jahren auf unserem Erdball nicht mehr viele weiße Flecken, wo das überschüssige Kapital profitabel hin kann. Die Geschichte des technologischen Fortschritts und die »Wachstumslogik« des Kapitals haben das eindrucksvoll bestätigt.

Arbeitslosigkeit muss als ein inhärentes Systemproblem gesehen werden. Solange dieses System existiert, wird es die Freisetzung der Arbeitskräfte aus dem produktiven Verwertungszyklus geben. Damit ist dies auch nicht die Frage politischer Koalitionen.

Also müssen wir mit der Arbeitslosigkeit leben? Nur die psychische Folgen müssen ein wenig abgepuffert werden, mehr Psychiater und Psychologen, ein bisschen »Brot und Spiele«, nicht zu viel, damit nicht der Vorwurf der Dekadenz aufflammt?

Wenn der Zusammenhang zwischen Arbeit und den Übeln so ist, wie er empirisch nachweisbar ist, wie auch die Selbstzeugnisse des vorliegenden Arbeitsheftes zeigen, dann muss Arbeit »geschaffen« werden.

Das geht nur über die Schaffung des »dritten Arbeitsmarktes«, zusätzlich zu dem ersten der Industrie und Wirtschaft, dem zweiten des Staates und der Kommunen. Es wäre der anzuerkennende dritte Markt, der der »Öffentlichen Hand«. Hier gibt es eine Vielzahl sinnvoller Tä-

9 Jeremin Rifkin: Interview, Langfristig wird die Arbeit verschwinden. In: Süddeutsche Zeitung vom 29.04.2005.

tigkeiten, die im Interesse der Gemeinschaft liegen, nachhaltig sein können und der freien Wirtschaft keineswegs Arbeit wegnehmen. Man muss sich nur dazu bekennen. Politik, Wirtschaft und zum Teil auch die Erwerbstätigen im ersten und zweiten Markt sollten nicht verächtlich darauf schauen. Es sollte kein Markt der Transferleistungen sein, und vor allem sollte er frei von der jeweiligen politischen Ausrichtung der betreffenden Wahlperiode sein. Schließlich betrachtet der Richter oder Feuerwehrmann sein Salär als Beamter auch nicht als Transferleistung. Hätte es ein Politiker gerne, seine Leistungen im Dienst der Öffentlichkeit als Solidarleistung bezeichnen zu lassen und sich dem ständigen Vorwurf ausgesetzt zu sehen, er werde schließlich nur ausgehalten von den eigentlich Arbeitenden? In dem Fall hätten wir möglicher Weise ähnliche psychische Folgen bei den Politikern wie bei der untersuchten Bevölkerungsgruppe. Es ist nicht selten, dass Maßnahmen wenige Tage, zuweilen nur Stunden, vor deren Beginn bestätigt werden oder eben auch nicht. Betroffen sind davon immer Menschen – die Teilnehmer der Maßnahme ebenso wie die Angestellten der Träger.

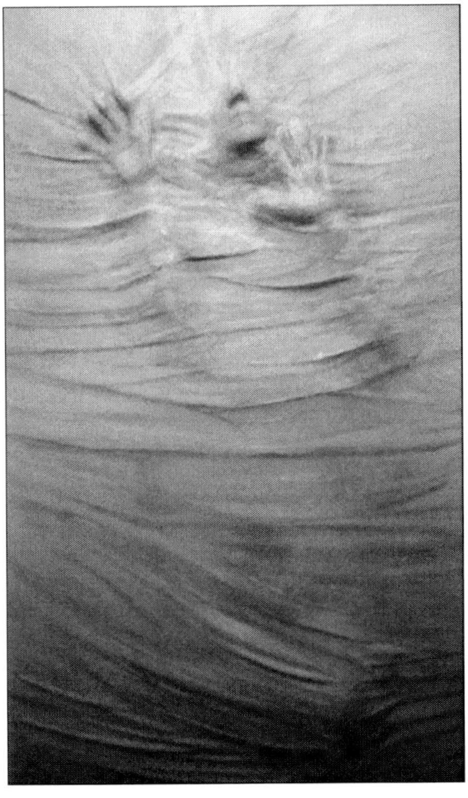

Ausbruch

Das scheint keinen Politiker zu kümmern. Im öffentlichen Dienst gibt es Kündigungsfristen von 6 Monaten, bei den Maßnahmen geht es um Tage. Welche Auswirkungen das auf das Selbstwertgefühl der Betroffenen hat, muss in keiner Studie extra untersucht werden.

Mit einem klaren Bekenntnis zu einem dritten Arbeitsmarkt wären die Prioritäten der Bundesagentur für Arbeit ebenso wie die der Arbeitsgemeinschaften neu zu überdenken.

Dem Auftrag der Vermittlung in den 1. Arbeitsmarkt kommen die ca. 113.000 Angestellten der BfA mit einem Vermittlungsergebnis von zwischen 3 % bis 6 % ohnehin kaum nach.

Das liegt, wie ich oben versucht habe zu zeigen, weniger an den schwachen und nicht effektiven Bemühungen, als vielmehr an den nicht vorhandenen Arbeitsplätzen.

Auch wenn der Präsident der Bundesvereinigung Deutscher Arbeitgeberverbände (BDA) *Dieter Hundt* bemängelt, dass die 480.000 offenen Stellen zu viel sind, kann dies kein Kriterium sein, so lange diese Stellen nicht auch auf ihre Marktkompatibilität geprüft sind.[10] Einen 23-jährigen Ingenieur als Lebensmitteltechnologe mit Berufserfahrung und Auslandeinsatz für ein Gehalt von 1.800 € zu finden, liegt weniger an der mangelnden Bereitschaft der Bewerber als an der Art der ausgeschriebenen Stelle. Fakt ist, dass auf interessante Stellen sich nicht selten hunderte Bewerber melden.

Den Erfolg einer Maßnahme allein daran zu messen, wie viel Prozent der Teilnehmer aus der Maßnahme vermittelt werden, ist eine bodenlose Augenauswischerei.[11]

Erstens erfolgen Vermittlungen nahezu ausschließlich in »prekäre Arbeitsverhältnisse«, und zweitens nimmt nahezu jeder Vermittelte einem anderen den Job weg. Der Weg über Qualifizierung und Jobtraining hat nur ganz marginal zu neuen Einstellungen geführt.

---

10 A. Dowideit, A.Kohnen, F. Wisdorff: Arbeitsagentur wegen vieler offener Stellen in der Kritik. zit. In: www. welt.de/wirtschaft/article4238837/Arbeitsagentur, 02.08.2009.

11 Anmerkung: Vielleicht ist die Bezeichnung der Arbeitslosen als »Kunden« schon eine unbewusste Vorwegnahme dieses Tatbestandes, dass man sich auf ein immerwährendes Beratungs- und Betreuungsverhältnis im Rahmen eines »dritten Arbeitsmarktes« eingestellt hat. Jeder Dienstleister strebt schließlich danach, seine Kunden zu binden. Schön und irgendwie fairer wäre es nur, sich dieses auch öffentlich einzugestehen.

Die Praxis zeigt, dass viele der Arbeitslosen kaum realistische Chancen haben, sich langfristig auf dem immer härter werdenden ersten sowie zweiten Arbeitsmarkt zu behaupten.

Menschenwürdig wäre es, die seit Jahren gesammelten Erfahrungen im »Öffentlichen Beschäftigungssektor« so zu verdichten, dass daraus ein nachhaltiger, dauerhafter und sozial anerkannter und nicht nur »geduldeter« Arbeitsmarkt etabliert wird.

Die quer durch alle Parteien gehenden Diskussionen zum Bürgergeld oder Grundeinkommen verdeutlichen, dass solche Schritte ohne Zweifel finanzierbar wären. Mit der Anerkennung eines »Dritten Arbeitsmarktes« und seines gesundheitsfördernden Elements anerkannter und entlohnter Arbeit wäre auch dem Vorwurf des Missbrauchs der »Stütze« entgegen zu treten.

Interessant ist, wie auch aus der Studie aus dem Jahr 1933 hervorgeht, dass selbst dort, wo wirklich sehr geringe Arbeitslosenunterstützung gezahlt wurde, wo selbst Hunde und Katzen, die vermisst wurden, nicht mehr gesucht wurden, weil man davon ausging, dass sie verspeist wurden, dass selbst unter diesen harten finanziellen Verhältnissen immer wieder deutlich wurde, dass Geld eine mächtige, aber nachweislich nicht die entscheidende, und schon gleich gar nicht die alleinige Triebkraft war. In fast allen Frauenbiographien kommt dann doch der Satz: «Wenn wir nur wieder in die Arbeit könnten.« Als rein materieller Wunsch wäre das nicht weiter erstaunlich, aber die Frauen fügen immer wieder hinzu: auch wenn wir vom Geld absehen.«[12]

Es führt meines Erachtens kein Weg daran vorbei, Arbeitsplätze zu schaffen, wenn nicht innerhalb des Profitsystems, dann eben außerhalb, so wie auch Lehrer, Sicherheitskräfte, Theater, öffentliche Badeanstalten etc. außerhalb dieses Systems finanziert werden.

Niedrigschwelliger – ja, geringer finanziert – ja, aber immer noch planbar, nachhaltig (unbefristet), »frei« wählbar durch den Einzelnen und nicht als »industrielle Reservearmee« für den ersten Markt.

Der dritte Zusammenhang, der mich erstaunt, ist der Zusammenhang von Arbeitslosigkeit und ihren ökonomischen Folgen bzw. Kosten.

Natürlich gibt es kaum eine Frage, die nicht mit Geld oder besser mit ökonomischen Ressourcen verbunden wäre. Und gemessen am

12 Marie Jahoda, Paul F. Lazarsfeld, Hans Zeisel: Die Arbeitslosen von Marienthal. Ein soziographischer Versuch. Suhrkamp 1975 S. 91.

Bundeshaushalt sind die »Transferleistungen«, wie es heißt, ein gewaltiger Brocken.

Drei Bemerkungen möchte ich zu diesem Thema machen:

Erstens erlebe ich die Diskussion um Hartz IV als eine Diskussion, in der es weitestgehend nur um das Geld, um die Höhe der zu gewährenden Leistung geht.

Der Zusammenhang zwischen Arbeitslosigkeit und persönlichem Schicksal, zwischen Verlust der Arbeit und seinen psychischen Folgen wird entweder ausgeklammert oder selbst nur als Kosten verursachende Störgröße für die steigenden Sozialausgaben betrachtet.

Machen wir einen Check bei Google, was sich unter dem Eintrag »Arbeitslosigkeit und Krankheit« finden lässt, so sind es knapp eine halbe Million Einträge. Rechne ich die ersten 50, die ich geprüft habe, hoch, dann sind es zu 80 % Themen, wie:

- Krankschreibung während der Arbeitslosigkeit
- Arbeitslos melden trotz Krankheit
- ALG I Verlängerung trotz Krankheit
- Arbeitslos und Kranken- und Rentenversicherung
- Leistungsfortzahlung während der Krankheit etc.

Es sind also Fragen, die sich auf wichtige Fragen der finanziellen Begleitumstände im Krankheitsfall beziehen. Nur marginal geht es dabei um Fragen, die in unserem Büchlein zur Diskussion stehen. Der herrschende Zeitgeist ist also entschieden fiskalisch geprägt.

Zweitens: Wenn schon die fiskalische Brille so dominant ist, dann sollte man wenigstens in alle Richtungen schauen.

Selten wird zur Kenntnis genommen, dass die Folgen der Krankheit im Übrigen sehr viel teurer sind als präventive Maßnahmen, z.B. zur Schaffung des »dritten Arbeitsmarktes«.

Definitiv sind ein Tag Gefängnisaufenthalt, eine Nacht im Obdachlosenheim, eine Nacht bei der Treberhilfe, ein Krankenhaustag etc. vielfach teurer als präventive Maßnahmen durch sinnvolle Arbeitsbeschaffung.

Im Auftrag des amerikanischen Kongresses erarbeitete *H. Brenner* eine Studie, in der er zu äußerst aufschlussreichen Zahlen kam. Danach erhöht sich bei der Steigerung der Arbeitslosenzahlen um nur 1 % nach fünf Jahren die Mortalitätsrate erheblich. Im Einzelnen:[13]

- Gesamtmortalität um 1,9 %
- Mortalität Herzkreislaufkrankheiten um 1,9 %
- Suizidrate um 4,1 %
- Zahl der Morde um 5,7 %
- Aufnahme in Gefängnisse um 4 %
- Aufnahme in psychiatrische Kliniken um 3,4 %

Genauso wichtig wie Qualifizierungen und Jobtrainings, Profilings und Arbeitsmarktberatungen sind damit Maßnahmen zur Förderung des gesundheitlichen Wohlbefindens.

Die Zahlen zum Krankenstand der Arbeitslosen sprechen ebenso eine deutliche Sprache. Arbeitslose klagen doppelt so häufig über gesundheitliche Beeinträchtigungen wie Erwerbstätige.

Daten der Gmünder Ersatzkasse zufolge gehen zehnmal so viele Krankenhaustage bei arbeitslosen Männern auf alkoholbedingte Krankheiten zurück wie bei Berufstätigen.[14]

In einer Studie des DGB wird von ca. 100.000 jährlichen Suizidversuchen ausgegangen. 90 % davon gehen auf psychische Erkrankungen zurück. Davon wiederum fällt ein überproportionaler Anteil auf Arbeitslose. Man könnte die statistischen Belege für den Zusammenhang von Arbeitslosigkeit und Krankheit beliebig fortsetzen. Dabei ist es für unseren Zusammenhang vollkommen egal, was zuerst da war, die Krankheit oder die Arbeitslosigkeit.

Drittens wird zu Unrecht das Verhältnis der Arbeitslosen zur Gesellschaft und umgekehrt nahezu ausschließlich als einseitige Solidarleistung der Beschäftigten gegenüber den Arbeitslosen angesehen.

Warum wird eigentlich nicht über die Verluste geklagt, die die Ausgrenzung der Arbeitswilligen der gesamten Gesellschaft bringen? Es ist ein Verlust von gesellschaftlichem Arbeitsvermögen, den man erst erahnt, wenn man mit Arbeitslosen und ihrem Willen und ihren Fähigkeiten zur Arbeit vertraut ist.

Die Arbeitslosen als wirtschaftliche Ressource – das wird in der öffentlichen Diskussion nahezu ausgeblendet. Es spricht viel dafür, dass

13 zit. In: Heiko Walter: Sozialmedizin, Grundlagen und Praxis für psychosoziale und pädagogische Berufe. Kohlhammer 1985, S. 58.

14 Vergl. Zit. In: Gesundheitszeitschrift Apotheken Rundschau 04/2006 A.

das große Engagement der Teilnehmer von MAE-Maßnahmen zum Teil nur ungern »an die große Glocke« gehangen wird. Man fürchtet den Unmut der Wirtschaftskammern, Betriebsräte oder Gewerkschaften, also der Lobby derer, die an den »Fleischtöpfen« sitzen. Man tut es, organisiert die Arbeit, redet aber nicht darüber.

Wir haben eine Internetplattform zum betriebswirtschaftlichen Basiswissen für Schüler geschaffen, ausschließlich mit »Arbeitslosen«. Nach anfänglicher Skepsis und Naserümpfen des einen oder anderen Lehrers liegen nun Anfragen von bayrischen Schulbuchverlagen vor, ganze Seiten nachdrucken zu dürfen.

Viertens erstaunt es mich, wie unreflektiert Arbeit ganz allgemein als dasjenige aufgefasst wird, dass jegliche Übel von uns fernhalten kann.

Beim Überdenken dieses Zusammenhangs kamen mir so viele Gedanken, dass ich mich auf nur zwei konzentrieren möchte:

Als Kind der unmittelbaren Nachkriegsgeneration kam mir spontan der zynische Spruch der Nazis »Arbeit macht frei« in den Sinn, unter dem hunderttausende Inhaftierte in den Konzentrationslagern unter unmenschlichen Arbeitsbedingungen zu Tode getrieben wurden.

Deshalb möchte ich **erstens** betonen, **nicht jede Arbeit, sondern nur eine Arbeit, eingebettet in einen bestimmten sozialen Kontext, besitzt die Gesundheit befördernde Wirkung.**

Nehmen wir die aktuelle Forderung einiger Spitzenpolitiker, die von großen Teilen der schweigenden Bevölkerung möglicherweise getragen wird, dass die Verbesserung der Ordnung und Sauberkeit im Stadtgebiet (Papiere und Flaschen sammeln, Hundekot entfernen, Schmierereien entfernen etc.) eine wahrlich sinnvolle Aufgabe wäre für diejenigen, die ja letztlich ohne Gegenleistungen Leistungen empfangen und dafür auch etwas tun sollten. Klingt verdammt logisch, unter bestimmtem Gesichtspunkt sogar sozial. Die Stadt ist schließlich wirklich dreckig, diese Leute haben ja wirklich Zeit, und wir hätten ja schließlich alle etwas davon.

Verweilen wir ein wenig bei diesem Gedanken und stellen uns vor, was im Kopf eines solchen Bürgers passiert. Möglicherweise passiert es gar nicht im Kopf. Ein Gefühl stellt sich ein, ausgenutzt zu werden, doch wieder am Ende der sozialen Hierarchie zu stehen, der Letzte Ar... zu sein, den Dreck derer wegräumen zu müssen, die ohnehin schon auf der Sonnenseite stehen. Wie wird reagiert? Mit dem Gang zum Arzt. Diagnose: Antriebsschwäche, Depression, und ... und ...

und. Nun könnten wir entgegnen, »Na gut, aber einer muss doch die Arbeit machen.« Richtig. Sicher gibt es schwere, auch unattraktive Arbeit, die trotzdem verrichtet werden muss. Sind wir nicht alle stolz auf die Marktwirtschaft? Wenn es eine große Nachfrage nach solchen Arbeiten gibt, dann muss sie halt so bezahlt werden, wie es dem Angebot entspricht. Möglichweise sind es die Tariflöhne des öffentlichen Dienstes der Stadtwerke oder der kommunalen Reinigungsunternehmen. Und genau hier liegt der Haken. Die sich regelmäßig schon ausgegrenzt fühlenden Arbeitslosen werden nochmals »diskriminiert«, indem sie Arbeiten verrichten sollen, für die sich entweder kein anderer findet, oder die gleiche Arbeit zu sehr ungleichem Lohn. Das wird quittiert mit der »Flucht in die Krankheit«. Ich meine, die Gesellschaft sollte dafür Verständnis aufbringen.

Zweitens bewirkt Arbeit allein noch gar nichts. Es muss eine herausfordernde, wenn möglich spannende, sichtbare, sinnvolle und selbstbestimmte Arbeit sein.

»Warum solch eine Welle?«, werden wiederum all diejenigen fragen, die eine Arbeit verrichten, die diese Attribute nicht aufweisen, und die gibt es in prekären Beschäftigungsverhältnissen wahrlich genug. Wir müssen doch auch all das machen, was angewiesen ist. Das ist sicherlich gleichermaßen bedauerlich, wie es richtig ist. Wir reden von Arbeitslosen und ihrer besonderen Sensibilität. In der Studie wird von fehlender »Elastizität« gesprochen, die sie für solche Tätigkeiten, nennen wir sie der Einfachheit halber »stupide« Arbeit, sehr empfindsam machen. Häufig wirkt gerade eine solche »Geist und Sinne« abtötende Arbeit auf die ohnehin schon abgestumpfte Seele des Arbeitslosen eben kontraproduktiv. Wenn schon kein, wenig oder sehr wenig Geld, dann wenigstens eine Kompensation durch anregende Aufgaben. Und genau das, so unsere praktischen Erfahrungen, bewirkt »Wunder«.

Das deckt sich im Übrigen auch wieder mit allen vorliegenden Erkenntnissen zur Arbeitslosigkeit und deren psychische Folgen.

In der schon mehrfach zitierten Marienthaler Studie wurde über die arbeitslose Dorfgemeinschaft als »müde Gemeinschaft«, als »abgestumpfte Gemeinschaft« gesprochen. Die Rede ist von einer »Bedürfnisreduktion«, von Verzicht auf Zeitungen, Ausfahrten, politisches Engagement etc.

Die Sinne, so zeigen unsere Erfahrungen auch durch die Arbeit am vorliegenden Büchlein, drohen abzustumpfen, zu verkümmern, wenn sie nicht behutsam, aber ständig angeregt werden, neue Reize erhalten. Das kann kaum ein Therapeut leisten, das gelingt besser im realen Arbeitsprozess, in der Gruppe.

Aufgabe der Politik, der Arbeitsagenturen, der Träger, Stiftungen, sozialen Einrichtungen sollte es daher sein, äußerst genau auf den Charakter der Arbeit zu schauen und nicht nur den Teilnehmern das »zuzuschieben«, was sonst keiner machen will.

Sehr gute Erfahrungen haben wir gemacht, wenn die Möglichkeit besteht, den Teilnehmern **Verantwortung zu übergeben**.

Wir wissen, dass sich das Leben in der Gemeinschaft in erheblichem Maß über Hierarchien regelt. Das ist ein Umstand, den unser Gemeinwesen mit allen Lebewesen gemein hat, die im Schwarm, in der Herde oder im Rudel leben. Nun hat es evolutionsbedingt keiner gerne, auf der untersten Stufe zu stehen. Geht der »Arbeitslose« zu seinem Arbeitsvermittler, dann gibt es ein beträchtliches Machtgefälle. Geht er zum Arzt, ist es ebenso. Auch beim Psychotherapeuten wird keineswegs auf gleicher Augenhöhe kommuniziert. Immer ist er ganz unten, auch dann, wenn von ihm gefordert wird, »sich nicht hängen zu lassen«, »doch mal an sich zu denken«, »selbstbewusster zu sein«. Nichts. Wieder kontraproduktive Schritte. Wieder könnte die schweigende Mehrheit, die glaubt, davon nicht betroffen zu sein, einwenden, »Nun gut, aber einer muss unten sein.« Richtig, sonst funktioniert Hierarchie nicht. Muss es aber immer, in allen Lagen, derselbe sein?

Ich kenne Hartz-IV-Empfänger, die sind definitiv besser im gesamten IT-Segment, als viele der mir bekannten Gymnasiallehrer oder so mancher Psychotherapeut. Ich kenne ebenso viele, die verfügen über bessere praktische handwerkliche Fertigkeiten als so mancher angestellte Hausmeister im öffentlichen Dienst. Wir wechseln also ständig unsere Rollen und damit auch unseren »Platz« in den Hierarchien. Teilnehmer einer MAE-Maßnahme in einer Tischlerei »blühten« dann auf als sie während eines Bastelnachmittags ca. 60 Schülern den Umgang mit Holz beibringen konnten.

Aus der Position des ständig Belehrten und Ausgegrenzten geriet man in die Rolle des Lehrenden. Ebensolche Effekte erreichten wir mit unserer Wanderausstellung »Zum spielerischen Umgang mit den Sinnen«. Plötzlich erklärte der Suchtabhängige für ihn fremden Menschen, u. a. der anwesenden Bürgermeisterin, die Funktionsweise der Geruchssinne, deren Effekte für Wiedererkennung und erlebte in anderem Zusammenhang deren sinnliche Wirkung bei Demenzkranken.

Hier liegen sicherlich auch die Grenzen von »Übungsfirmen«, in denen die Teilnehmer gewissermaßen »im Trockenen« auf den Ernstfall vorbereitet werden. Meines Erachtens sind es nicht vorrangig kognitive Defizite, die in der Mehrzahl der Fälle zur Arbeitslosigkeit geführt haben. Neben dem Abbau des Arbeitsplatzes sind es die dann sichtbar hervortretenden Defizite in Kompetenzbereichen, wie Konflikttoleranz, Teamfähigkeit, Motivationsfragen, Zeitplanungen etc. Auch kognitive Defizite, die immer wieder beklagt werden, haben sehr häufig ihre Ursachen in der »Null-Bock-Haltung«. Solange diese nicht abgebaut werden kann, helfen keine noch so teuren Bildungsmaßnahmen. Und genau das bekommen wir kaum unter »Labor-Bedingungen« hin, sondern nur, wenn die Achtung, das Vertrauen, das Risiko, nicht gespielt sind, sondern »live« erlebt werden. Das ist ein schwierigerer, aber gangbarer Weg und in jedem Fall mit nachhaltigerer Wirkung.

Schluss

»Nicht krank sein« ist viel, reicht allein aber auch nicht. Laut Verständnis der WHO umfasst Gesundheit ein Gefühl des Wohlbefindens in körperlicher, sozialer und seelischer Hinsicht. Für ein solches »Wohlbefinden«, so scheint es mir als gesicherte Erfahrung, ist Arbeit und die damit einhergehende Anerkennung, soziale Einbindung und persönliche Herausforderung eine unerlässliche Voraussetzung und notwendige Rahmenbedingung. Diese zu sichern, bereitzustellen und zu führen ist nicht Aufgabe des Gesundheitssystems, sondern eine Aufgabe von gesamtgesellschaftlicher Dimension.

Ellen Dalm
57 Jahre

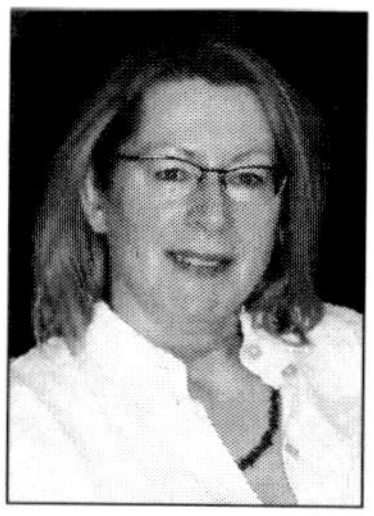

Tauchstation in Schweden

Eigentlich könnte ich mich doch darüber freuen, dass ich plötzlich viel Zeit zur Verfügung habe, damit ich in aller Ruhe meinen Hobbys und Interessen nachgehen kann. Nun könnte ich endlich alle Bücher lesen, die sich noch ungelesen im Regal stapeln, Fotos vom letzten Urlaub und den vergangenen Familienfeiern müssten noch sortiert und eingeklebt werden. Auch die Wohnung könnte mal wieder eine Grundreinigung vertragen und überhaupt wollte ich schon längst den Balkon neu gestalten.

Nun hätte ich dazu genug Zeit.

Denn ich bin jetzt arbeitslos.

Doch der Mensch ist nie mit dem zufrieden, was er gerade hat!

Statt sich über unendliche Freizeit zu freuen, fiel ich in ein tiefes, schwarzes Loch und war wie gelähmt; ja ich schämte mich, morgens nicht mehr gemeinsam mit den Kindern in Betriebsamkeit zu geraten, um »rechtzeitig« die Wohnung zu verlassen – während sie in der Schule waren, saß ich noch immer im Bademantel in der Küche, unfähig, überhaupt vom Stuhl aufzustehen.

Warum sollte ich mich auch anziehen und hübsch zurecht machen? Für die Staubmäuse oder die Tageszeitung oder »die Leute«? Die Leute, die mir bisher so wichtig waren, nämlich meine Kollegen, die ich naiver Weise auch für Freunde gehalten hatte, wollten mich nicht mehr, im Gegenteil: sie hatten mich verraten und die Pfanne gehauen!

Warum? Warum ich?

Diese Frage ging wie ein Mantra in meinem Kopf umher, und doch konnte ich keine Antwort finden.

Was war nur geschehen, was habe ich falsch gemacht?

Die Arbeit als Vertriebsassistentin und Sekretärin mit vielen verschiedenen Aufgaben – oft auch über die allgemeine Bürozeit hinaus – der Umgang mit Kunden in Berlin und deutschlandweit, mit Kollegen und Mietern im Haus und natürlich die Fahrten zum Stammhaus in Schweden waren für mich nicht nur Arbeit, sondern Erlebnisse, die ich wie ein Schwamm aufgesogen und genossen hatte.

Inzwischen waren die »Goldgräberjahre« in der Bauwirtschaft abgegraben, und der große Run verlief sich in bescheidenen Wegen; es gab weniger Aufträge und als Folge harte Kämpfe um die Positionen im Unternehmen, die nicht immer fair und sportlich verliefen, sondern auch mit unfeinen Mitteln geführt wurden. Dabei waren üble Nachrede und Anbiederei durchaus üblich; bis hin zur Fälschung von Daten im PC, wie Bauberichte, Materialbestellungen und auch Rechnungen wurden verändert.

Damals kam ich gar nicht auf den Verdacht, dass so etwas getan würde, und erst viel später, nachdem ich meinen privaten Kalender mit Notizen wieder ansehen konnte, fielen mir diese Fälschungen auf, doch für Aufklärung war es nun zu spät, und ich hatte auch nicht mehr die Kraft dazu.

Solchen Machenschaften war ich nicht gewachsen und wollte es auch gar nicht sein, doch Ehrlichkeit und Offenheit, die ich bisher als hohe moralische Werte geschätzt hatte, waren völlig ungeeignet, um im kapitalistischen Ellbogenkampf zu bestehen, und somit war es unvermeidlich, dass ich auf die Abschussliste kam.

Vielleicht hätte ich dieses Schicksal verhindern können, wäre ich nicht gar so spröde zu den wichtigen Chefs gewesen – so eine nette kleine Episode auf einer Dienstreise kann ja doch eine Menge bewirken ...

Vielleicht hätte ich auch ein klärendes Gespräch mit dem Firmenbesitzer im Mutterhaus führen sollen, denn schließlich kamen wir immer sehr gut miteinander aus; er lobte meinen Eifer, die schwedische Sprache zu erlernen und lud mich auch zu Besuch bei seiner Familie ein, mit der ich ebenfalls einen netten Kontakt hatte.

Vielleicht hätte ich auch gerichtlich vorgehen sollen, doch die Gewerkschaft hat mir keine Unterstützung geboten – im Gegenteil! Daraufhin bin ich erst einmal aus diesem Schwindelverein ausgetreten.

Vielleicht hätte ich aber auch zu Kreuze kriechen sollen und meinen unmittelbaren Chef um Wiedereinstellung betteln sollen?

Vielleicht hätte ich mir auch eine Kalaschnikow besorgen und den ganzen verlogenen Haufen abknallen sollen.

So viele »Vielleicht« und keines davon kam für mich wirklich infrage!

Diese Ohnmacht im wahrsten Sinne des Wortes – ich war ohne jede Macht, etwas zu unternehmen – trieb mich fast in den Wahnsinn und in einen Strudel aus Verzweiflung, Wut und Hass auf diese Gesellschaft mit ihren verlogenen, selbstsüchtigen und feigen Menschen,

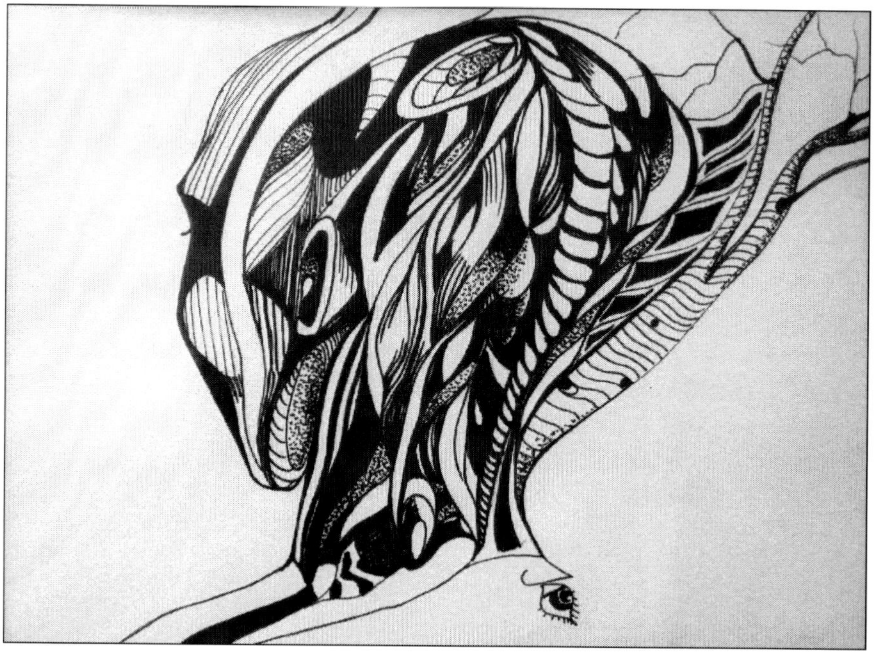

Die Fliege

die nur darauf aus waren, ihre Vorteile um jeden Preis und mit allen Mitteln zu wahren und dabei auch über Leichen gingen.

Es gab einfach nichts, was ich tun konnte und darum tat ich – NICHTS!

Nach außen musste ich wegen meiner Kinder aber funktionieren, denn ich konnte meinem Leben doch kein Ende setzen; dabei wäre es so leicht, mit dem Auto bei vollem Tempo einfach gegen einen Autobahnpfeiler zu rasen. Schließlich sollten meine Kinder nicht darunter leiden, dass es solche »Charakterschweine« gab. Für sie wollte ich eine gute Zukunft ertrotzen und ihnen den Weg dazu bereiten. Dass dabei mein Vertrauen in Menschen in Scherben lag, habe ich ihnen verheimlicht und mich gezwungen, morgens aufzustehen und wie ein Roboter zu agieren.

Eine Freundin, die sich Sorgen um meinen Zustand machte, nahm mich erst in ihren Fotozirkel auf, damit ich in einer Dunkelkammer an meinen Erinnerungsbildern werkeln konnte, und daraus ergaben sich später regelmäßige Treffen mit anderen kaputten Leuten. Dort fand ich auch irgendwann nach dem x-ten Glas Rotwein den Mut, mein Elend und meinen Hass auf die Welt preiszugeben und an wilden Racheplänen zu schmieden.

Diese Freunde fanden mich gar nicht durchgeknallt, sondern halfen mir dabei, allen angestauten Frust herauszulassen, sie haben den ganzen Haufen Wut in seine einzelnen Bestandteile zerlegt und mir dann verschiedene Möglichkeiten zur Überwindung vorgeschlagen. Eine davon hieß: Abstand gewinnen!

Das habe ich getan und bin in den von mir so innig geliebten schwedischen Wäldern für zwei Wochen auf »Tauchstation« gegangen.

In der Tiefe der Wälder habe ich meine ganze Verzweiflung und meinen Hass herausgeschrien, denn nur die Bäume, Felsen und Seen waren meine Gefährten. Sie haben mit Schweigen und Gleichmut reagiert, und allmählich habe ich bei ihnen wieder Halt und Kraft gefunden, in die Wirklichkeit zurückzukehren.

Diese Rückzüge habe ich einige Male wiederholt; solange ich es finanziell schaffen konnte, bis ich endlich wieder stark genug für Neues war.

Das alles war das Ergebnis der helfenden Unterstützung meiner Freunde und vieler Gläser Rotwein, und am hilfreichsten war mein Kumpel Andi, der mir mit seiner schnodderigen Berliner Art seine Philosophie der Dinge mitteilte:

»Wat weenste denn hier rum, haste inne Schule nich uffjepasst, als se dir erklärt ham, wie de kapitalistische Jesellschafft funktjoniert? Jetzt merkstes an dir selba!«

(Andis Vater war Philosophieprofessor und Andi selber studierter Lebenskünstler).

Bei so »tollem« Zuspruch muss man ja wieder auf den Boden zurückkehren, denn nun habe ich mich auch ein bisschen geschämt, weil ich mein verletztes Ego als Wichtigstes in der Welt ansah und dabei übersehen hatte, dass es Menschen gab, denen es noch viel schlimmer ging, wie zum Beispiel meinem Kumpel Andi.

Ein hoch gebildeter Mensch, der aus Krankheitsgründen nicht mehr arbeiten darf, denn er hat mindestens 8 Bypassoperationen hinter sich, wurde von Idioten schwer zusammengeschlagen, hat nur knapp überlebt und dennoch für seine Freunde zu jeder Tages- und Nachtzeit eine offene Tür und ein offenes Ohr. Dennoch lautet sein Lebensmotto:

»Wo ick bin, ist oben, und wenn ick unten bin, ist da oben!«

Schließlich fand auch ich meine Probleme nicht mehr ganz so unüberwindbar, der Trotz nach der Wut und dem Hass gewann langsam die Überhand, und ich sagte mir:

»Ich lasse mich doch nicht von euch kaputtmachen – euch werd' ich's zeigen«!

Mein nächstes Ziel war deshalb Weiterbildung!

Meinen Kindern predige ich immer wie ein Mantra, auch wenn sie es nicht mehr hören wollen: Bildung ist ein so wertvolles Gut, das einem keiner nehmen kann, wenn man es erst einmal hat; Reichtum kann allemal verloren gehen!

Wenn sie dann die Augen verdrehen, erkläre ich es noch einmal:

Leider kann ich euch auf euren Lebensweg keine Reichtümer mitgeben, aber ich kann dafür sorgen, dass ihr alle Bildungsmöglichkeiten nutzt, die euch geboten werden, also nehmt sie an!

Darum habe auch ich mich beim JobCenter stark gemacht, bin den Sachbearbeitern auf die Nerven gegangen, habe nach einer Weiterbildung verlangt und auch bekommen.

Der Kurs über Buchhaltung und Rechnungswesen hat mir zwar nicht gleich einen Arbeitsplatz verschafft, aber wenigstens in »freischaffender Tätigkeit« die Möglichkeit, mich wenigsten teilweise als Bestandteil der »arbeitenden Bevölkerung« zu fühlen.

Dieses gute Gefühl wollte ich nicht wieder aufgeben und habe mir noch einen Englischkurs vom JobCenter erkämpft.

Nun konnte ich wieder zeigen, was in mir steckt, und wenn es auch nur für eine begrenzte Zeit war, so fühlte ich mich fast wieder als vollwertiger Mensch und nicht mehr als Sozialschmarotzer! Jetzt hatte ich wieder die Kraft, auf Stellenangebote zu antworten und habe jede Menge gezielte und blinde Bewerbungen geschrieben.

Auf die meisten erhielt ich keine Antwort, manchmal unverbindliche mit angeblichem Dank, und, weil ich nun innerlich gefestigter war, habe ich mich getraut, bei einigen Personalabteilungen direkt nachzufragen und erhielt dann die niederschmetternde Mitteilung: »Wir bauen gerade ein Team mit jugendlicher Klientel auf« – mit anderen Worten: »Sie sind zu alt!«.

Das baut nun wirklich nicht auf, und bei verschiedenen angeblich seriösen Angeboten steckte auch meist nur ein Billigjob als »Tagelöhner« dahinter!

Warum habe ich mich dann um meine ständige Weiterbildung bemüht, warum will der Staat dann nicht als Arbeitskraft zurücknehmen, was er in mich investiert hat?

Schließlich will ich doch meine Fähigkeiten einsetzen und unter Beweis stellen!

Auch, wenn das nicht mehr in einem langjährigen Vertrag sein muss, so will ich doch zu etwas Sinnvollem nützlich sein und mich nicht als qualifizierte Hausfrau langweilen!

Darum bin ich wieder ins JobCenter gegangen und habe »rumgenervt«, mein Anliegen vorgetragen und verlangt, eine Einsatzmöglichkeit zu bekommen.

Diesmal hat der zuständige Sachbearbeiter (Herr Eberius) zugehört und mich auch verstanden. Weil ich gerne Menschen helfe und Kinder und Jugendliche besondere Beachtung in dieser Zeit brauchen, gefiel mir sein Vorschlag gleich gut.

Durch meine jetzige Tätigkeit bin ich wieder aufgelebt, kann zeigen, was ich kann und wer ich bin, kann anderen von meinem Wissen abgeben, meine Kinder sind stolz auf mich, und ich bin zufrieden.

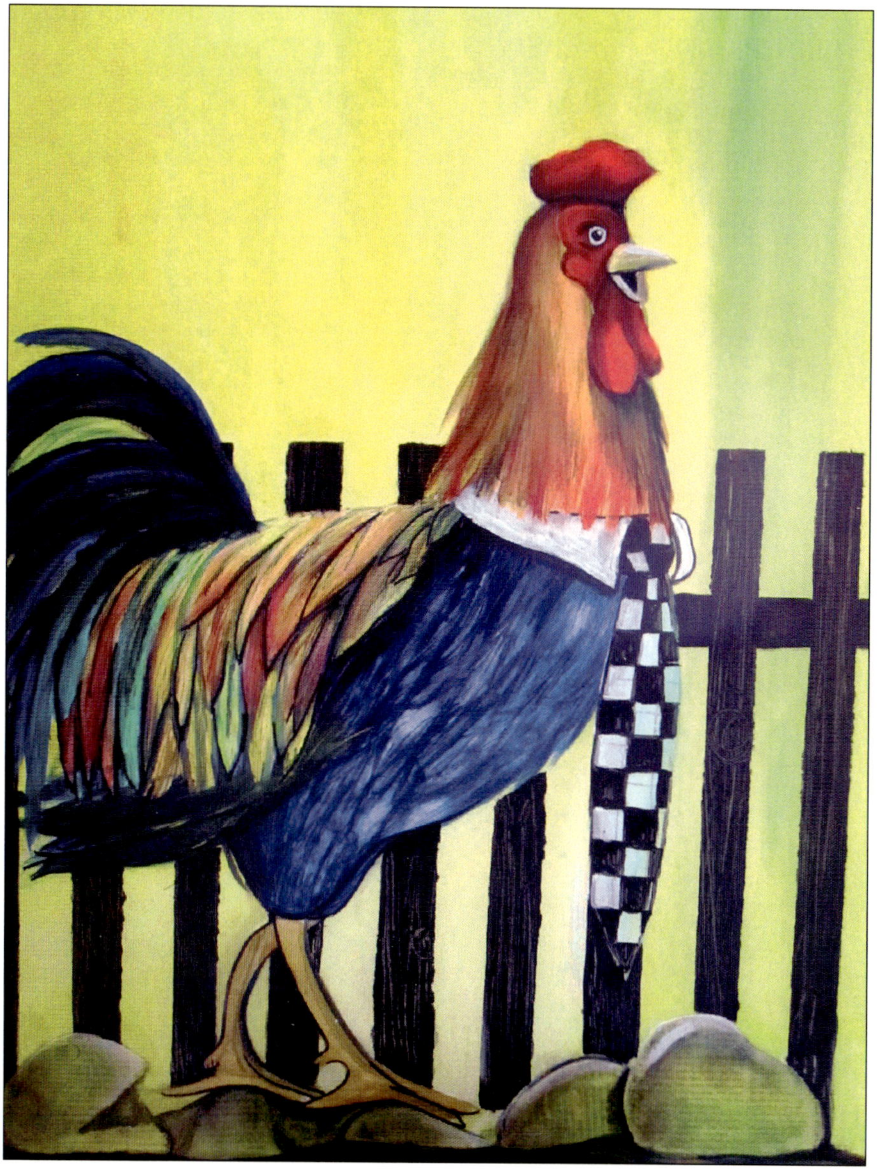

Der Chef

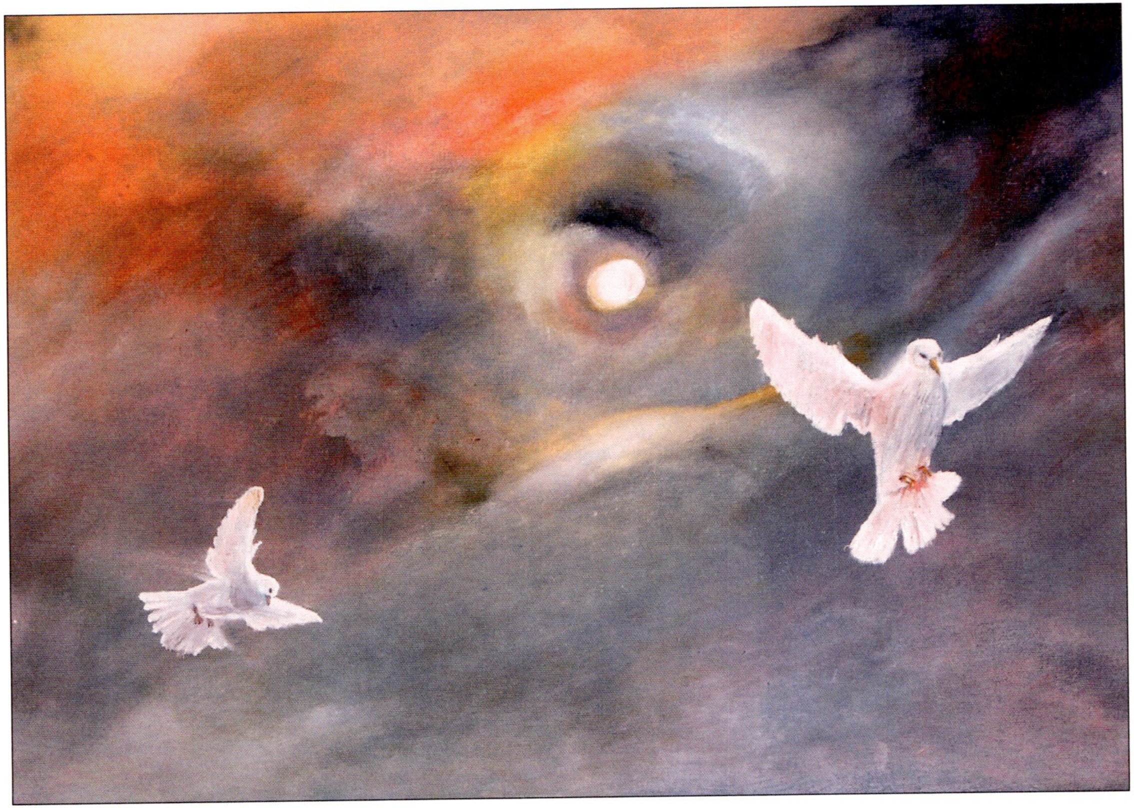

Ausschnitt aus »Zwischen Himmel und Erde«

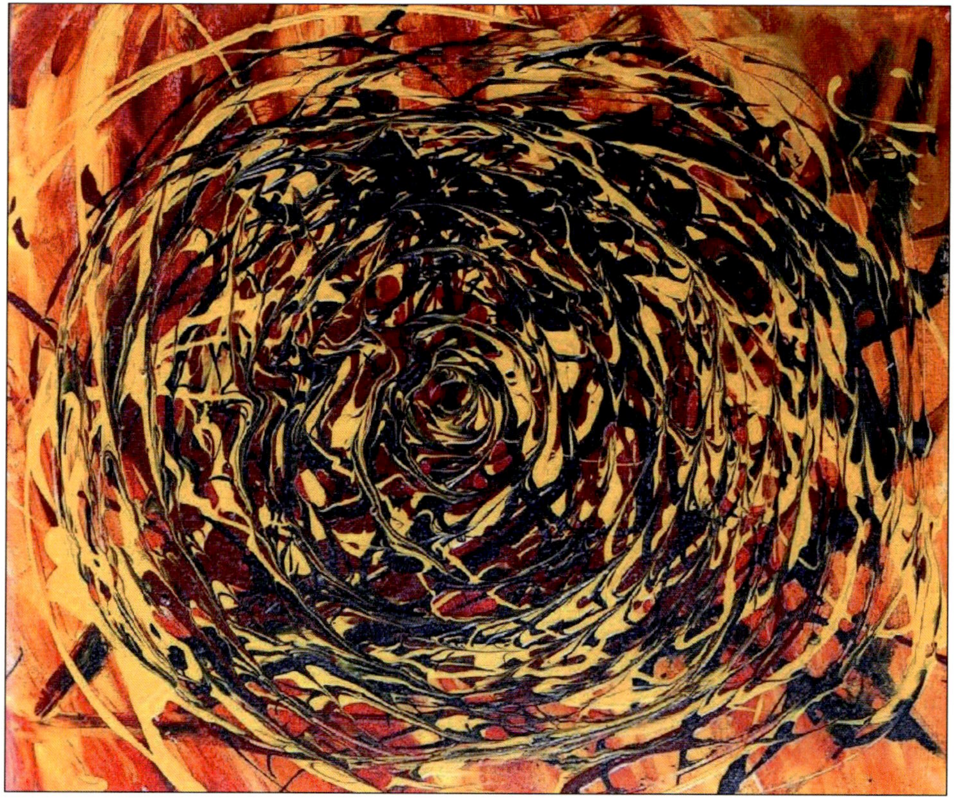

Auf den Punkt gekommen

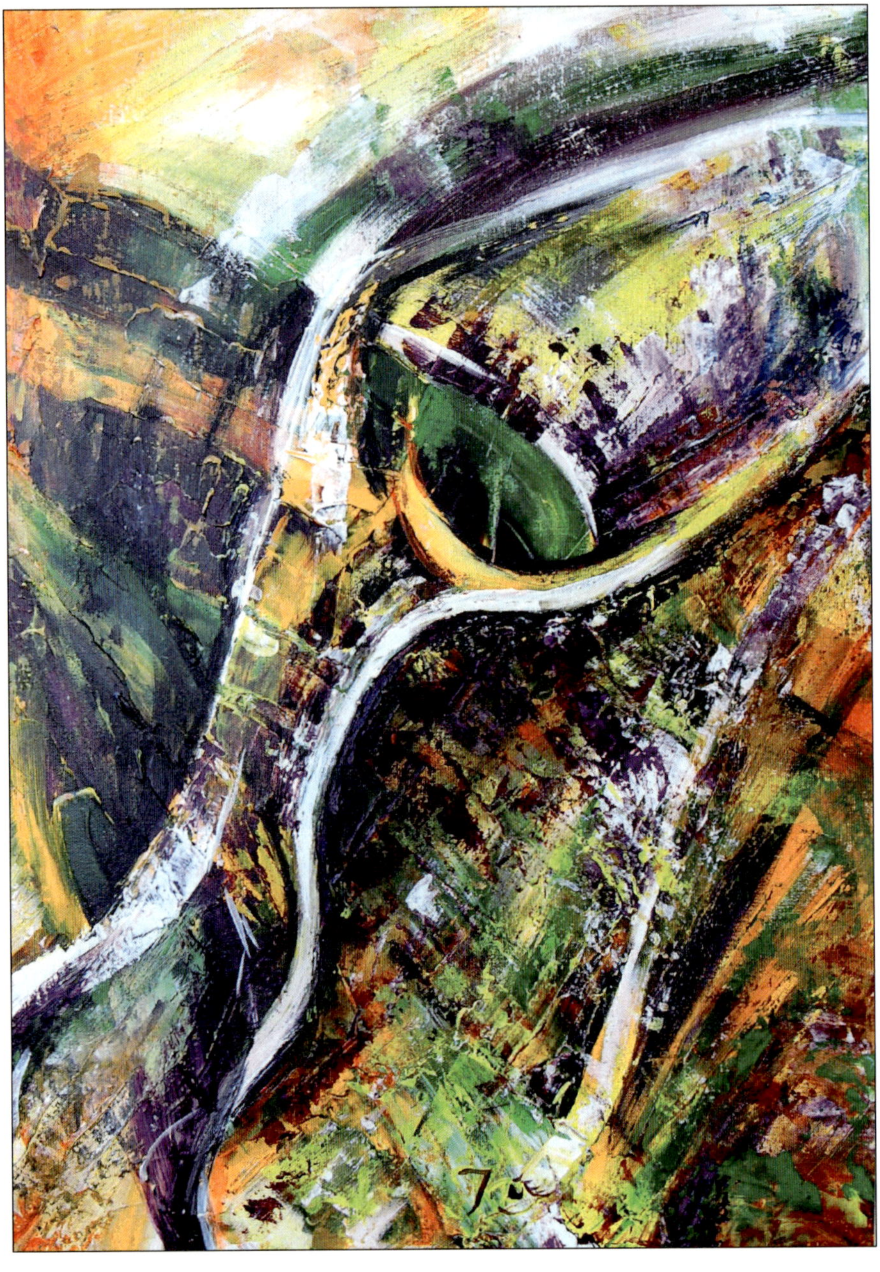

Da war doch noch was

Maik H.
27 Jahre

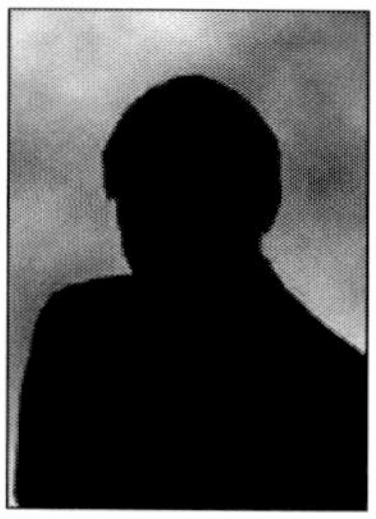

Die Zeit im Gefängnis war meine beste Zeit

Ich heiße Maik H., bin 27 Jahre alt und ein pathologischer Spieler. Ich habe einen vierjährigen Sohn und eine einjährige Tochter. Ich bin in Berlin geboren. Mit meiner Partnerin bin ich seit 5 Jahren zusammen, lebe aber auf Grund meiner Suchtproblematik in einem getrennten Haushalt. Meine Eltern sind nach der Wende nach NRW zu der Familie meines Vaters gezogen.

Bis zu meinem 13. Lebensjahr habe ich in NRW gewohnt.

Mein Vater war Druckereimitarbeiter, meine Mutter Co-Trainerin von mehreren McDonalds-Läden. Finanziell ging es uns gut. Hauptproblematik war die Alkoholabhängigkeit meiner Eltern. Sie tranken jedoch erst nach Feierabend. Dadurch, dass beide Parteien getrunken haben, kam es des öfteren zu Streitigkeiten, wo man sich nicht nur verbal, sondern vereinzelt auch körperlich auseinander gesetzt hat.

Meine Schwester und ich waren häufig alleine. Meine Schwester wurde als Mädchen auch geschlagen. Sie hatte oft auf dem Hof zu sein und durfte sich keinen eigenen Freundeskreis aufbauen. Mein Freundeskreis war toll. Es waren keine Drogen im Spiel, das gab es damals noch nicht.

Nicht so, wie hier in Hellersdorf, wo ein 11-jähriges Kind vor der Schule kifft. »Also, das geht ja mal gar nicht.« Als Kind habe ich schon immer gerne gespielt, z. B. Monopoly. Maik war immer der Beste, Maik hat immer Vollgas gegeben. Hat er verloren, hat er gebockt und gezickt.

Mein Vater hatte einen Spielautomaten in der Wohnung. Schon als 9-jähriger war es für mich immer ein Highlight, da ran gehen zu dürfen.

Mein Vater verbot mir das häufig. Ich durfte da nicht regelmäßig ran, durfte aber öfter daran spielen. Das hat mir dann richtig Spaß gemacht.

Im Nachhinein betrachtet, hatte ich definitiv eine Scheißkindheit gehabt.

Dann ist meine Mutter mit dem Bruder meines Vaters durchgebrannt. Wir waren kurz vor England und schon fast auf der Fähre. Glücklicher Weise hätte unser Hund in Quarantäne gemusst. Er war letztlich unsere Rettung. Meine Mutter rief meinen Vater an und bat ihn, er solle uns doch bitte abholen. Als mein Vater kam und wir im Auto saßen, fuhren wir wieder nach Hause.

Kurz darauf erlebte ich mit, wie mein Vater seinen Bruder überfahren wollte. Warum er dann doch noch ausgewichen ist, weiß ich nicht mehr.

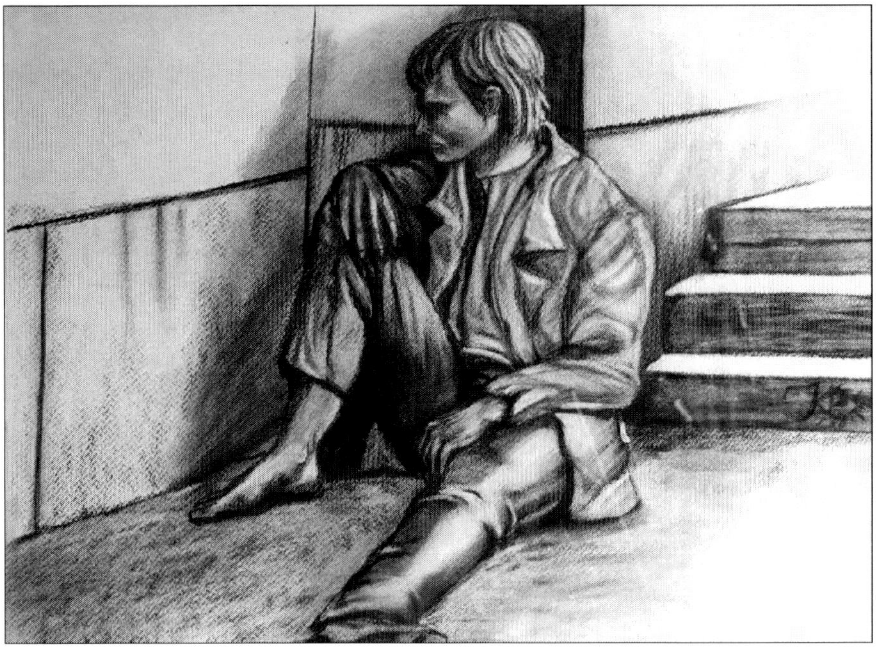

Bettler

Meine Eltern haben dann beschlossen, es noch mal durch einen Umzug nach Berlin neu zu versuchen. Meine damals 16-jährige Schwester ist nicht mitgezogen. Ich war mit 13 Jahren zu jung, um eine eigene Entscheidung treffen zu können, und bin mitgezogen. Ich habe an das Gute geglaubt und mich auch nicht getraut, mich ins Heim stecken zu lassen.

Der Umzug war an sich eine gute Idee, aber meine Eltern haben nicht das Beste daraus gemacht. Sie haben keine Arbeit mehr gefunden und haben sich fallen gelassen.

»Seit dem ist alles ziemlich doll zerstört! Von da an ging gar nichts mehr, wirklich gar nichts mehr!«

In Marzahn kam ich in einen völlig falschen Freundeskreis. Aus NRW kannte ich keine Glatzen mit Springerstiefeln, die in großen Gangs von 250 Leuten und mehr organisiert sind. Ich aber sah einige von Ihnen vom Balkon aus auf dem Hof Fußball spielen und hatte Anschluss gefunden. Da habe ich angefangen, Autos zu klauen. Von meinem ehemaligen Notendurchschnitt von 1,6 fiel ich auf mindestens 3,4 oder noch schlechter ab.

Den Versuch, die 9. Klasse zu wiederholen, habe ich – obwohl ich das Potenzial dazu gehabt hätte – in den Sand gesetzt.

Da ich in dieser Phase den Respekt meinen Eltern gegenüber verloren habe, hatte ich eine körperliche Auseinandersetzung mit meiner Mum gehabt. Da meine Eltern wollten, dass aus mir was Ordentliches wird, zogen wir nach Berlin-Lichtenberg. Sie hofften, dass mich ein Freundeskreiswechsel ändern würde. Darüber bin ich im Nachhinein sehr froh.

Kurz darauf hatte ich einen Zuhälter kennen gelernt, der mich als Ziehsohn gesehen hat. Ich habe Abrisstätigkeiten und andere bauübliche Tätigkeiten ausgeübt. Mein Gehalt betrug 1.600,00 DM pro Monat und abends 50,00 DM extra für den Klau von Baumaterialien. Wohnen durfte ich bei ihm und bekam auch viel von seiner »Haupttätigkeit« mit. Ich sah nur das Geld.

Erst, als er einen Russen niederschoss, erwachte ich. Damals habe ich meinen Eltern für alles die Schuld gegeben. Das war dann so krass, dass ich in ein Obdachlosenheim gezogen bin.

Mit 17 Jahren habe ich über das Jugendamt eine eigene Wohnung bekommen.

Da habe ich dann einen anderen Freundeskreis kennen gelernt und hab den alten abgestoßen. Mit einem Kumpel habe ich oft in einem Dönerladen gesessen, in dem ein Spielautomat stand. In den haben wir am Anfang 5,00 DM rein geschmissen und haben uns gefreut, wenn aus dem Einsatz am Ende ein Zehner wurde. Später haben wir dann regelmäßig dort gesessen und gespielt. Das Geld, das wir dort gewonnen haben, hatten wir uns des öfteren nicht mehr auszahlen lassen. So fing es langsam an, dass ich dort immer tiefer rein geraten bin.

Ich spiele seit meinem 17. Lebensjahr.

Andere Freunde, die ich dann kennen lernte, hatten sehr viel mit Drogen zu tun. Bald habe ich auch angefangen, Kokain zu nehmen, zu kiffen und Alkohol in größeren Mengen zu trinken.

Meist nahm ich die Drogen nur, um mich von meinen Spielgedanken abzulenken.

Bewerbungen habe ich nie geschrieben, ich habe mich immer persönlich vorgestellt. Das hat auch immer ganz gut geklappt. Ich hatte viele Jobs, sicher auch mal einen über ein halbes Jahr. Arbeiten kann ich sehr gut, egal, ob es Parkett legen, Security, Fliesen legen, Malertätigkeiten oder Umzüge waren. Wenn ich so einen Job hatte, fühlte ich mich super. Aber Job ist Job und privat ist privat, und der Tag hat nun mal 24 Stunden. Wenn der Arbeitgeber am Ende des Monats Gehalt gezahlt hat, dann ist »Klein Maiky« wieder zocken gegangen.

Ich war nun bereit, immer mehr Geld zu investieren. Es war dann auch so, dass ich mir den Gewinn gar nicht habe auszahlen lassen. Habe weitergespielt, größere Einsätze gemacht. Oft habe ich nicht gewusst, wie ich den Monat über die Runden kommen sollte, wo ich was zu essen oder Unterstützung her bekomme.

Die Rechtfertigung gegenüber anderen Leuten wurde zur Grundproblematik! Es fängt bei der Monatsfahrkarte an und das hört bei Lebensmittelkosten auf ... Oft verfalle ich in eine depressive Phase. Das ist ein furchtbarer Teufelskreis ...

Das guckt sich ein Arbeitgeber natürlich nur einmal an, vielleicht ein paar Mal, wenn du Glück hast.

Dann testete ich ein Medikament, welches den Puls von 65 auf 47 senkte. Als ich dafür meine Prämie erhielt, habe ich mit meinen Eltern und meinem Onkel Skat gespielt, getrunken und einen Joint geraucht.

Jedoch wirkten die Drogen stärker, als ich es gewohnt war. Plötzlich hörte ich auf der Straße drei Jugendliche »Heil Hitler« brüllen. Ich weiß auch nicht, was da in meinem Kopf passiert ist.

Ich rastete vollkommen aus und habe die drei Leute verprügelt. Dafür bekam ich die Auflage, 200 Strafstunden abzuleisten. Auf Grund meines Spielrausches, ich hatte damals gerade im Casino 4.000 € gewonnen, habe ich aber nur 120 Strafstunden abgeleistet. Dafür musste ich für 9 1/2 Monate ins Gefängnis.

Ich muss leider zugeben, diese 9 1/2 Monate war mit meine beste Zeit im Leben. Ich war im offenen Vollzug, durfte raus gehen und durfte mir Arbeit suchen. Nach zwei Monaten im Vollzug habe ich in einer Zeitarbeitsfirma gearbeitet und nicht ans Spielen gedacht. Ich wusste ganz genau, dass ich mich nicht an Zeiten halten kann, wenn ich spielen gehe. Das hätte zur Folge, dass ich dann komplett weg bin. Da war mir einfach meine Familie zu wichtig, mein Sohn war damals 1 Jahr alt gewesen, hatte gerade Geburtstag gehabt, an dem ich nicht dabei war. Die Familie war mir zu wichtig gewesen, die wollte ich nicht aufs Spiel setzen.

Wenn ich im Gefängnis automatisch nicht ans Spielen gedacht habe, fiel es mir im Alltag schwer, gegen seinen Schweinehund anzukämpfen und weiter die Abstinenzphase einzuhalten.

Als Süchtiger ist man immer in seiner Sinneswahrnehmung sehr eingeschränkt, weil man immer auf eins fixiert ist. Alles fokussiert sich in meinem Kopf nur auf das Spiel. Ich könnte jeden Tag spielen. Ich denke ans Spielen öfter als an Sex, also den ganzen Tag, mindestens 500-mal. Es kreist ständig um mich herum. Und das grenzt mich auch richtig ein. Mir ist kaum etwas wichtiger. Arbeit, Familie usw. sind mir dann scheißegal. Das Spielen beherrscht mein komplettes Denken und Fühlen. Wenn irgendjemand Geld aus der Tasche holt, denke ich ans Spielen. Ich frage mich, was wäre, wenn ich jetzt diese Summe x hätte? Ja, das beherrscht mich definitiv. Und für mich ist nichts, gar nichts dominanter als das Spielen. Ich könnte das mit nichts vergleichen, was mir das gibt, was mir das Spielen gibt. Man wird zu einem Schauspieler, da man sein komplettes Umfeld anlügen muss, um Rückfälle oder Geldprobleme zu rechtfertigen.

Ich habe jeden Tag damit zu kämpfen, nicht der Beschaffungskriminalität zu verfallen.

»Greifst Du in die Geldbörse deiner Mitmenschen, raubst Du einen Laden aus, klaust einer älteren Frau, die sich nicht mehr wehren kann, die Handtasche ...«, diese Gedanken täglich zu unterdrücken, weil sie nicht in deine Vorstellung von Moral passen, ist extrem anstrengend.

Aber wie soll ich abends ins Bett gehen und dann noch erwarten, keine Albträume zu bekommen.

Es ist unmöglich, meine Sucht portioniert auszuleben. Ich finde kein Ende, da ich aus eigenen Erfahrungen weiß, dass ich mehr gewinnen könnte.

Dass ich aber auch alles verlieren kann, blende ich auch teilweise bewusst in dem Moment aus.

Ein Alkoholiker oder ein Drogensüchtiger kann sich über eine Entgiftung zumindest kurzfristig erlösen.

Bei mir ist es so, dass ich irgendwo was abschalten müsste, was ich noch nicht kann.

Der Wille ist da, aber mir fehlt wohl die Kraft, dagegen anzukommen.

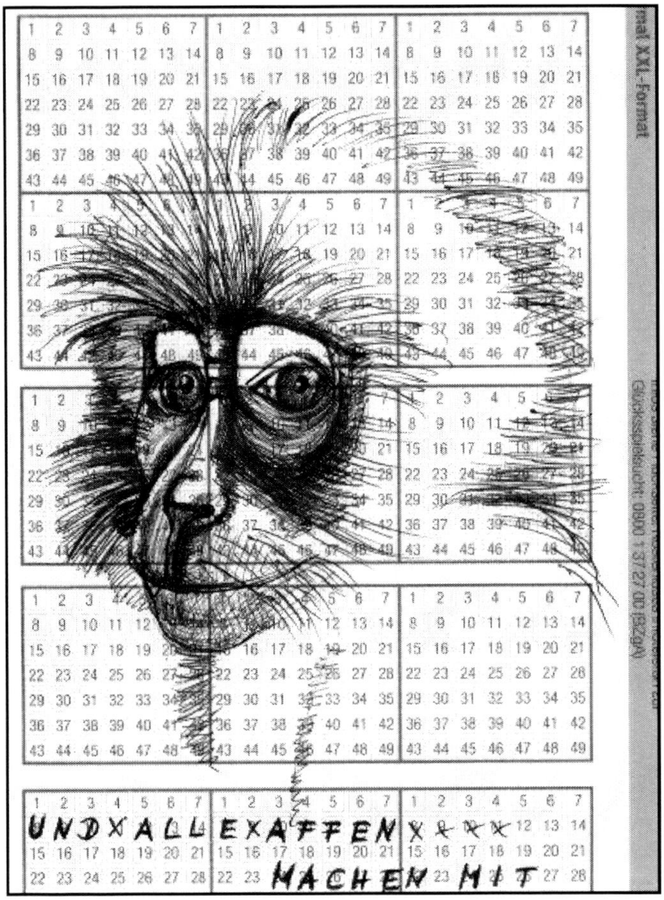

Alle Affen machen mit

Wenn ich mir was wünschen würde, würde ich gerne 10 Jahre jünger sein. Was aber realistischer wäre, ist, dass ich von meiner Suchtproblematik wegkomme, dass ich einfach lerne, den Wunsch zu spielen, zu unterdrücken. Das ist mir ganz, ganz wichtig.

Den Wunsch kann ich mir nur selbst erfüllen. Erstmal muss ich das tun, bevor ich mir von anderen oder der Gesellschaft etwas wünsche.

Seit kurzem lasse ich mir mein Geld von meinem Verein verwalten.

Auch, wenn dies mit meinen 27 Jahren eine schwer überwindbare Hürde war.

Mein Problem löst dies nicht, aber so bekommen alle wichtigen Stellen ihr Geld, und je seltener ich zum Spielen komme, desto leichter fällt es mir, Nein zu sagen.

In Casinos hab ich mich sperren lassen. An den Spielotheken, Dönerläden und Cafes muss ich lernen, vorbei zu laufen, einfach geradeaus, ohne nach links oder rechts zu schauen.

Auch, wenn es dennoch immer wieder zu Rückfällen kommt, bin ich über jeden Tag froh, den ich ohne Spielen geschafft habe. Selbst wenn es »nur« 4 Wochen sind, gibt es mir immer wieder die Kraft, mich von neuem zu ermutigen, mich von den Automaten fern zu halten. Eine Gruppentherapie und zum Stabilisieren eine stationäre Therapie sind unabdingbar. Eine 1-jährige Betreuung durch eine ambulante Therapie wird dann auch notwendig sein.

Es ist mir sehr wichtig, dass meine Kinder nichts von meinen Spielrückfällen mitbekommen, da sie erst gar keine Emotionen zum Glücksspiel aufbauen sollen.

Wenn ich es geschafft habe, mich soweit in den Griff zu bekommen, stabil zu sein, dann ist der Weg frei, dann würde ich versuchen, noch mal eine Ausbildung zu starten, also eine Umschulung zu machen zum Kaufmann für Einzelhandel. Ich würde mir wieder ein Auto kaufen (das ich mir dann auch halten kann), ein Grundstück in Zeuthen übernehmen und dort mit meiner Familie leben. Das Geld, das ich erarbeite, würde ich dafür einsetzen, wofür es da ist: für Ernährung, Kleidung und für die Bildung der Kinder.

Kathrin Preuß
48 Jahre

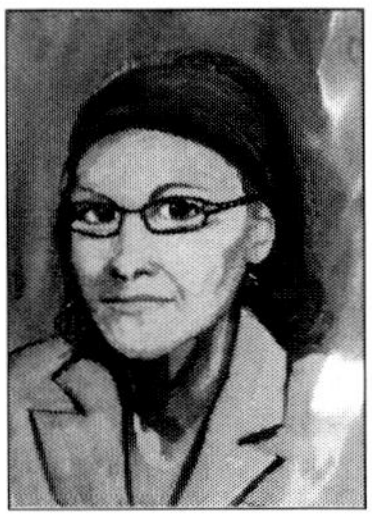

Die Kunst zu leben oder lebe die Kunst

Ich bin in der glücklichen Lage, einen Job auszuüben, den ich mir selbst ausgesucht habe. Aller Anfang ist schwer, als Selbstständige schon ganz und gar. Seit zwei Jahren bin ich Kursleiterin für Malerei, Grafik und Keramik. Dennoch bin ich gezwungen, Leistungen vom JobCenter zu beziehen.

Zuvor war ich über 20 Jahre lang Erzieherin, Mutter von 4 Kindern und zwei Mal verheiratet.

Die zweite Ehe war die Hölle. Im Zusammenhang mit dem anspruchsvollen Beruf auf Vollzeit und dem tragischen Geschehen im privaten Leben kam es zum Zusammenbruch meines Seelenlebens.

Mein zweiter Ehemann entpuppte sich als äußerst brutal und verkörperte noch einmal meine sadistisch veranlagte Mutter.

Als zweites ungewolltes Kind von vieren kam ich zur Welt.

Als 3-jährige wurde ich von meiner Oma als Verbrecherin betitelt, die ich werden würde. Ich konnte keinen freundlichen oder gar glücklichen Gesichtsausdruck haben, denn ich wurde sehr oft misshandelt, geschlagen und gedemütigt. An einen Tag, an dem gelacht und gescherzt wurde, kann ich mich nicht erinnern. Es ging mir nur gut, wenn ich nicht zu Hause war. Nach den Worten meiner Mutter hätte ich in ein Heim für Schwererziehbare gepasst. Die Drohung, mich dort unterzubringen, führte sie mir demonstrativ vor Augen, denn wir wohnten unweit vom Kinderheim Stralauer Allee.

In der 3. Klasse wurde ich vergewaltigt, aber ich wusste nicht, was mir da passiert ist. Noch heute steht dieses Haus, und ich sehe alle Einzelheiten vor mir und fange an zu frieren, sofern ich dort vorbei fahre, weil es sich nicht umgehen lässt. Zu Hause konnte ich über solche Dinge mit niemandem sprechen, es hörte sowieso keiner zu. Ich begriff auch erst viel später, was man mir angetan hat.

Immer verhielt ich mich als Kind, wie ein verletztes und unterwürfiges Tier, das sich gegen die Gewalt und Brutalität nicht wehren konnte.

So auch in dieser Ehe. In erster Linie musste ich alles tun, um meine Kinder zu beschützen. Der einfachste Weg war es, mich möglichst zu unterwerfen, um all dem Streit und den Aufregungen aus dem Weg zu gehen. Es half nichts, denn manchmal war es die »Fliege an der Wand«, die Anlass gab, uns anzugreifen, zu prügeln, zu würgen und verbal Angst einzuflößen. Dieser Mann wusste, dass er ein Druckmittel gegen mich hatte: meine Kinder. Meine beiden Jungs aus erster Ehe waren 6 und 7 Jahre alt. Oft tat er ihnen weh, wenn ich nicht zu Hause war. Immer wieder konnte ich das Schlimmste verhindern, indem ich mich schützend über sie warf und dann die Prügel abwehrte.

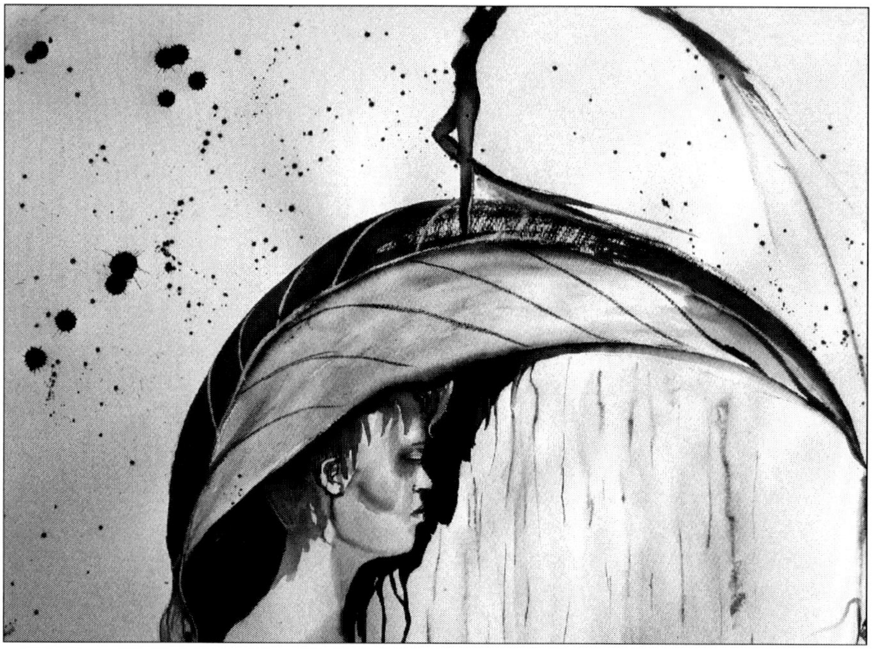

Schicksalsschlag

Weihnachten '87 kam es dann zum Höhepunkt. Ich war damals im 7. Monat schwanger, weil er ein eigenes Kind wollte. Es gab wieder einmal eine Kleinigkeit Anlass zum Streit, und dann zerstörte er einfach alle Geschenke, Einrichtungsgegenstände und attackierte uns auf brutalste Weise. Blut floss und in einer Sekunde, als er den Raum verließ, flüchteten wir barfuss in den Keller. Brüllend und fluchtend, gab er schnell die Suche nach uns auf.

Ich hatte das Gefühl, so muss es sich im Krieg angefühlt haben. Die Kinder an mich gepresst, mal den einen, mal den anderen auf den

Arm tragend, erreichten wir das Zuhause meiner Schwester. Sie nahm uns auf und teilte alles, auch die Geschenke für ihre Kinder. Irgendwann mussten wir auch wieder zurück in die Wohnung. Aber dieses Mal wollte mir mein Mann das Kind aus dem Leib schneiden. Er hätte es wohl auch geschafft, wenn es nicht an der Tür geklingelt hätte. Die Polizei wurde mein Lebensretter.

Drei Jahre später verließ ich meinen Mann endgültig. Lange Zeit war ich mit meinen inzwischen 3 Kindern und meiner Pflegetochter im Frauenhaus in Spandau. Ein Zimmer mit Armeespinden und wackligen Doppelstockbetten, kaputtem Tisch und Klappstühlen bestimmten unser Dasein. Ich war gezwungen, um 4 Uhr aufzustehen. Wir mussten nach Hellersdorf, die Kinder zur Schule und ich in die Einrichtung. Manchmal waren wir erst gegen acht Uhr wieder zurück. Oft musste ich Nachtwache im Frauenhaus schieben, weil türkische Frauen ja nichts verstehen. Ohne Schlaf ging es dann wieder in den Beruf. Irgendwer bestahl uns in unserer Unterkunft, und ich stand ohne Geld und Nahrung für meine Kinder da. Ich brach nervlich vollkommen zusammen, arbeiten gehen war erst mal nicht drin.

Als wir dann in unsere Wohnung zurück konnten, weil mein Mann sie uns nun endlich überließ, sortierten wir unsere Gedanken und orientierten uns neu.

Nach und nach wurde mir bewusst, dass nun niemand mehr da war, der mir wehtat und mich bestrafte, ich war es doch gewohnt, mich quälen zu lassen.

Mein Erzieherberuf, drei pubertäre Jugendliche, der Kleine – alle Sorgen und Lasten allein tragen zu müssen, schienen mir fast unmöglich. Oft weinte ich bitterlich und hatte keine Kraft mehr. Innerlich zerbrach ich.

In dieser Zeit tat sich auch unter den sonst zänkischen Frauen im Kindergarten einiges. Es war Frühling, und man war sich einig, der Winterspeck muss weg. Um dazu zu gehören, machte ich den Quatsch mit, ist ja nichts dabei.

Aber als schon viele aufgaben, erntete ich Anerkennung.

Ich hungerte mich von 95 kg auf 60 kg. Damit war dann noch kein Ende in Sicht. Alles schien mir wie im Film abzulaufen. Oft hatte ich das Gefühl, mich selbst zu beobachten, und ich stand neben mir. Das Gefühl für meinen Körper ging verloren, oft spürte ich mich nicht mehr. Ich funktionierte nur noch. Um mich wieder zu finden, schnitt ich mir in die Arme, ich quälte mich selbst. Da erst kam ich wieder zu mir.

Mein Gewicht reduzierte sich weiter, und zuletzt wog ich nur noch 36 kg. Meine Kollegen hatten nun kein anderes Thema mehr, als mir ständig auf den Fersen zu sein, um mir zu sagen, ich soll was essen. Aber ich hatte inzwischen panische Angst davor, etwas zu mir zu nehmen.

Ich wurde so schwach, dass ich fieberte und nicht mehr auf eigenen Beinen stehen konnte. Und genau hier gab es einen Wendepunkt, meinen 2. Geburtstag.

Nachts wachte ich schreiend auf, und meine Gedanken waren: »Willst du nun alles verlieren? Deine Kinder, deinen Job? Du brauchst deinen Beruf, um deine Kinder zu ernähren! Sie werden es dir nie verzeihen, wenn du jetzt aufgibst und schlapp machst!«

Der Schlaf war vergessen, durch Zufall spielte das Lied von Pur: »Geweint vor Glück« und »Abenteuerland« im Radio. Und nun heulte ich richtig los. So einiges wurde mir bewusst, und vieles fiel an Last ab. Es war, als würde jemand meine Gedanken und Gefühle singen. Irgendwann hörte ich mit der Heulerei auf, setzte mich an den Tisch, schnitt mir einen Apfel auf und begann ganz langsam zu essen. Jeder Bissen kostete mich unheimlich viel Überwindung. Ich wollte wieder leben und glücklich sein.

Endlich fing ich wieder an zu malen. Alle Gedanken und Gefühle wurden geduldig vom Papier aufgesaugt. Seit meiner Jugend hatte ich keine Zeit mehr dafür gefunden, nun nahm ich sie mir. Je mehr ich mich verstand, desto besser ging es mir, und ich lernte, es zu akzeptieren, wenn ich zunahm. Es gab immer wieder Rückschläge, und jeden Tag kämpfte ich von neuem mit mir. Nachts überlegte ich immer noch, wie viele Kalorien ich zulassen kann und was ich am nächsten Tag esse.

Meine Stelle in der Kita sollte neu besetzt werden, da ich zu lange gefehlt hatte. Ich ließ mich umsetzen und hatte wieder Spaß an meiner Arbeit. Schritt für Schritt ging es aufwärts.

Den Kollegen aber versaute ich die Arbeitsnorm mit meinem Tempo und meinen Ideen. »Die gibt bald auf, neue Besen kehren gut«. Während ich 45 Kinder im Atelier beschäftigte, tranken meine Kollegen im Hortbereich Kaffee.

Lange ließ ich mir das nicht gefallen. Ich begriff aber, dass die Tätigkeit im Öffentlichen Dienst überall genauso verlief, egal in welcher Einrichtung man ist. Ich wollte lieber in einen freien Träger wechseln. Das bedeutete, ich musste kündigen. So leicht, wie ich es mir ausgemalt hatte, war es dann doch nicht. Ich lebte von der Abfindung, die es damals noch gab. An dieser Stelle dachte ich zum ersten Mal daran, etwas Anderes, Neues zu beginnen, aber wo sollte ich anfangen? Meine Malerei in der Freizeit hatte große Fortschritte gemacht, über eine Ausstellung im Gesundheitsamt, hatte ich mit meinen Bildern Frauen angesprochen, die ähnliche Probleme hatten wie ich. Daraus ergab sich eine Selbsthilfegruppe, die ich unter der Obhut meiner Psychologin leitete. Da ich keinen Ansatz fand, um mich zu verändern, suchte ich mir einen freien Träger, der künstlerisch orientiert war. Aber meine Enttäuschung war groß. 50 Kinder spielten in einem Raum. Der Lärmpegel war enorm. Gegessen wurde in Etappen. War ein Kind fertig, nahm das nächste den Platz ein. Der Schlafraum reichte nicht für alle Kinder aus, also wurde aussortiert und wieder abgewechselt. Bildungsarbeit konnte nur mit einem geringen Teil geleistet werden. Wäsche musste selbst gewaschen werden, und die Organisation von 4 Mahlzeiten stand täglich an, Abwasch und Bestellung mit einbegriffen. Dafür musste eine Kollegin aus der pädagogischen Arbeit raus gelöst werden. Oft waren wir dann nur noch zu zweit. Krank werden dürfte da keine. Auf Urlaub verzichteten wir, solange es nur ging. Alle zwei Wochenenden waren Weiterbildungen angesagt, zwei Mal monatlich mussten wir innerhalb der Woche nach Pankow zur Versammlung, und jede Woche war Versammlung innerhalb der Einrichtung nach Dienstschluss. Pausen gab es selten.

Wieder einmal ließ meine Kraft nach, denn auch meine Kinder hatten ein Recht auf ihre Mutter.

Alle Kollegen hatten nur einen befristeten Arbeitsvertrag, und der Konkurrenzkampf wurde immer größer. Tratsch, Hinterlist und Selbstdarstellungen bei Vorgesetzten und Eltern waren an der Tagesordnung. Da konnte ich nicht mithalten. Die Eltern wurden belogen, damit der tragische Zustand nicht herauskam.

Meine Ideen wurden ignoriert, manchmal auch als Idee einer anderen Kollegin ausgegeben, um sich ins bessere Licht zu rücken. Ich zog mich immer mehr zurück. Immer wieder kam es zu Beleidigungen und Ausgrenzungen. Mit den Eltern wurde im negativen Sinne über mich geredet.

Ich wurde gemobbt. Das Betreten der Einrichtung kostete mich viel Überwindung. Auch weiß ich noch, wie ich morgens aufwachte und anfing zu weinen und dachte:« Da willst du doch gar nicht mehr hin. Warum tust du dir das an?«

Noch auf dem Weg dorthin wollte ich immer wieder umkehren. Die Angst vor dem Tag ließ mich fast panisch werden. Eine Kündigung kam nicht in Frage, denn meine Kinder mussten ernährt werden. Was sollte ich bloß tun? Tag für Tag quälte ich mich, und mein Seelenzustand wurde immer schlimmer. Ich konnte nicht mehr und ging zum Arzt, obwohl ich dachte, körperlich bist du nicht krank, hast kein Fieber, keine Erkältung oder anderes. Wie sollte ich das nun bewältigen? Aber meine Tränen flossen schon bei den ersten Worten. Ich hatte Glück und stieß auf eine verständnisvolle Person. Mobbing wird niemand zugeben. Durch eine lange Krankschreibung akzeptierte das Arbeitsamt meinen seelischen Zustand und somit war Mobbing nachgewiesen. So konnte ich nun kündigen und fühlte mich befreit. Aber ich kämpfte auch mit mir. War ich nicht wieder ein Versager?

Für mich stand nun fest: als Erzieherin wollte ich nicht mehr tätig werden.

Ich war nun wieder arbeitslos, und wieder wusste ich nicht, was ich anderes anfangen konnte. Das Amt wollte natürlich nichts wissen von meiner Entscheidung. Ich hatte einen Beruf, und den muss ich bis zur Rente aushalten.

Eher fühlte ich mich bevormundet und genervt vom Amt.

Kaum, dass ich Luft holen konnte, musste ich Bewerbungen schreiben, die mir so sinnlos erschienen.

Der Zufall verhalf mir zur ehrenamtlichen Leitung eines Aquarellkurses in einer gemeinnützigen Einrichtung.

Mit großem Eifer ging ich an die Arbeit. Wenig später musste ich mich für eine AB-Maßnahme bewerben, als Schülerhilfe. Ich nahm mir vor, mich ganz dumm zu stellen.

Vor dem Bewerbungsgespräch entdeckte ich einen Aushang mit einem Foto von meinem Aquarellkurs und einem dazugehörigen Artikel. Ich sprach das im Bewerbungsgespräch an, und die Bearbeiterin zeigte Interesse an meiner Arbeit. Sie fragte telefonisch nach, wie sich die Zusammenarbeit mit mir gestaltete und bot mir nach positiver Auskunft eine Stelle als Galeristin und Kursleiterin in einem großen Objekt an.

Ich war so glücklich. Man schenkte mir Vertrauen, und ich wollte alles dafür tun, dieses Vertrauen nicht zu enttäuschen. Nur zu gern unterschrieb ich den Vertrag. Für mich rückte die Verwirklichung meines Traumes, mich neu zu orientieren und künstlerisch tätig zu werden, immer näher.

Ich musste viel lernen, die Organisation einer Vernissage und von Ausstellungen, das Führen von Gesprächen mit Künstlern, Verantwortung tragen, Entscheidungen treffen, Vorträge halten, den eigenständigen Auf- und Abbau von Ausstellungen.

Mein Arbeitstag reichte kaum aus, ich leistete viele Mehrstunden. Auch, wenn es mich viel Energie und Kraft kostete, es machte mir großen Spaß, gab mir etwas Selbstbewusstsein zurück und viel Anerkennung. Wie hatte ich das vermisst! Die Vorbereitung der Kurse nahm viel Zeit in Anspruch. Das, was ich als Thema vorgab, musste ich mir erstmal erarbeiten, so dass jeder Teilnehmer mit positiven Ergebnissen rechnen konnte. Mehr und mehr profitierte ich von meinen Erfahrungen und meinem Wissen. Nach dieser Maßnahme absolvierte ich ein Fernstudium für künstlerische Grafik mit einem Zensurendurchschnitt von 1,0 und bewies eher mir selbst, dass ich was kann.

Ich suchte mir ein Mietobjekt, um meine Pläne, mich erst einmal teilselbständig zu machen, zu verwirklichen. Viele Kursteilnehmer aus der AB-Maßnahme wollten weiter machen und boten mir ihre Hilfe an.

Dem Berater im JobCenter schien das ein Dorn im Auge zu sein, denn er drückte mir wieder einen 1-Euro-Job aufs Auge. Unter Anordnungen von Sanktionen musste ich den Job annehmen, gerade jetzt, da ich ein Bein auf dem Boden hatte. So arbeitete ich von 7.00 - 21.30 Uhr, denn die Kurse wollte ich nicht aufgeben. Diese Maßnahme war so was von sinnlos und eher eine Beschäftigung zum Zeitvertreib. Auch hier wollte ich etwas schaffen, ohne sinnlose Zeit zu vergeuden. Aber ohne Vertrauen und Anerkennung war alles nur sinnlos.

Nach dieser Sache setzte ich alle Hebel in Bewegung, um mich selbständig zu machen. Ich hatte die Nase voll von solchen Druckmitteln des Amtes, denn ich kann und will arbeiten und muss es nicht erst wieder lernen.

Aber mein Bearbeiter im JobCenter erklärte mir arrogant wie immer, dass ich als Hartz IV-Empfänger keine Chance auf Selbständigkeit hätte und lieber aufgeben sollte, denn dafür brauche man Kapital, und das hätte ich ja wohl nicht.

Ich machte mich schlau und zog Erkundigungen ein. Mit Bestimmtheit wusste ich, dass ich als Freiberufler in selbständiger Arbeit tätig sein kann.

Bei meinem Bearbeiter, Herrn Eckersberg, kam ich nicht weiter, er unterbrach mich in einem Gespräch, in dem ich ihm versuchte, mein Vorhaben darzustellen, immer wieder wie ein Kind. Also forderte ich ein Gespräch bei der Vorgesetzten. Hier stieß ich auf offene

Ohren, denn ich hatte schon Zahlen und Ziele formuliert. Ich bekam Zuspruch und eine tolle Weiterbildung und Vorbereitung bei GUT.

Mein Kampf hat sich gelohnt!

Heute habe ich viel mehr Kraft und Optimismus. Wöchentlich unterrichte ich über 50 Personen, Erwachsene und Kinder, die oft über Jahre bleiben. Ich habe gelernt, dass die Vergangenheit auch Sinn macht. Mit viel Einfühlungsvermögen und Sensibilität ist es mir heute möglich, auch die Sorgen anderer zu verstehen, ihnen zuzuhören und zu helfen. Ich habe viele Menschen getroffen, die mir geholfen haben, Freundschaften haben sich gebildet, die ehrlich sind. Ich bin stolz auf mich selbst, auch wenn ich noch viele steinige Wege gehen muss.

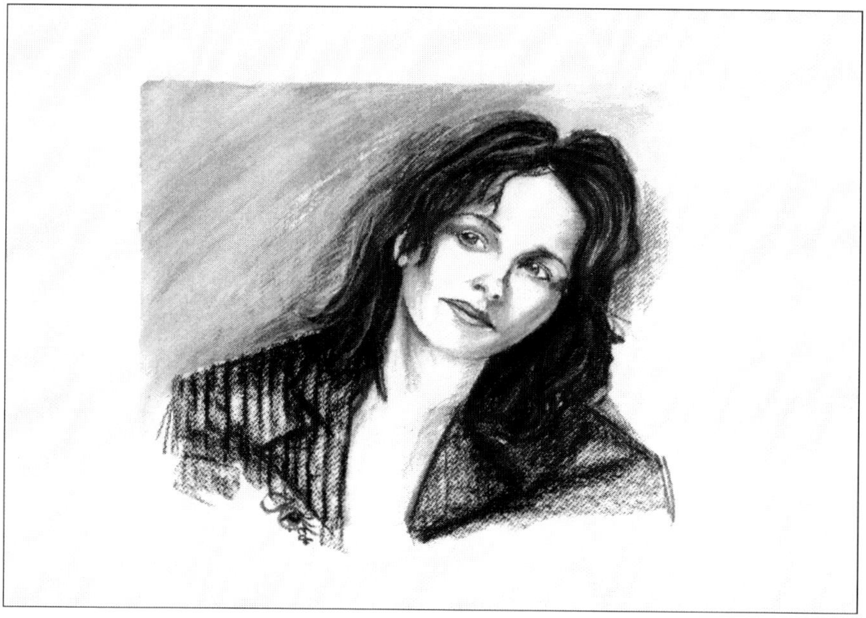

Neugier

Herr P. aus Lichtenberg
56 Jahre

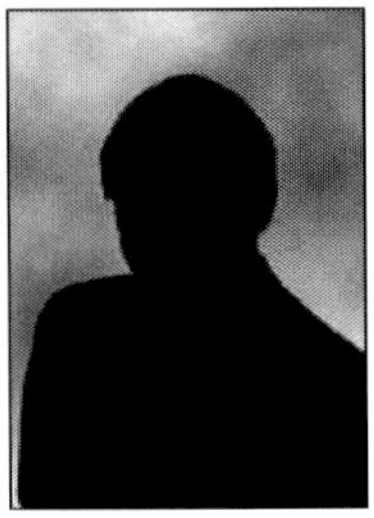

Mit der Arbeit verschwinden die schlimmen Gedanken

Ich bin 56 Jahre alt und war zufrieden mit meiner Welt bis zur Wiedervereinigung. Ich war verheiratet, hatte eine Tochter, immer Arbeit und Geld. Ich konnte in den Urlaub fahren und mein Leben vorausplanen. Ich brauchte nie Angst haben, arbeitslos zu werden. Für mich war alles in Ordnung.

Zur Wendezeit arbeitete ich beim Mitropa-Fahrbetrieb Ostbahnhof, und zwar im rollenden Dreischichtsystem. Das hieß, kein Feiertag, kein Wochenende, immer Arbeit, aber auch immer Geld. Man musste da nicht mit der S-Bahn fahren, man konnte sich mit den Kollegen eine Sammeltaxe rufen und nach Hause fahren oder mal kurz ein bisschen durch den Prenzelberg oder durch Lichtenberg ziehen. Wir konnten nach Feierabend in die Nachtbar gehen – und das war ja damals mit Schlange stehen. Dem Einlass haben wir mal kurz was in die Hand gedrückt, und dann waren wir drin.

Wir waren im Ostbahnhof ein Devisenbetrieb. In den Westzügen, die nach Westdeutschland und Westberlin gefahren sind, arbeiteten ja unsere Leute als Kellner und Oberkellner. Die Züge wurden von uns, d.h. von mir, da ich für das Lager mit der Intershopware zuständig war, bewirtschaftet. Und dafür kamen Devisen ins Land.

Die Einzigen, die Ostern, Pfingsten oder Weihnachten rüber gefahren sind, waren unsere Oberen, die von den höheren Etagen, die von der Generaldirektion. Die sind dann mit so einem Billigkram wie Klopapier wieder gekommen, aber so 'ne Pakete! Aber die durften das ja.

Bei uns funktionierte damals alles noch mit Lagerfachkarten. Jeder Artikel, und wenn es ein Stück Würfelzucker war, musste auf einer Lagerfachkarte abgehakt werden. Es kam auch viel Ware wieder zurück. Wenn ein Zug ausgefallen war, dann musste man die Waren in den Bestand wieder aufnehmen.

Eines Tages wurde der erste PC eingeführt, und ich wurde gefragt, ob ich Interesse hätte, einen Computerlehrgang zu machen. Da hab ich gesagt: »Um Himmels willen, was soll ich mit ‘nem Computer? Warum soll ich so’n Mist machen?«

Das war mein größter Fehler, denn das hätte ich mal machen sollen, dann wäre ich vielleicht heute noch dabei.

1990 haben sie dann bei der Mitropa die Belegschaft aussortiert und Kündigungen ausgesprochen. Auch mir, und damit war für mich alles schlagartig aus. Dann war ich arbeitslos. Damals wusste keiner, wie das mit dem Arbeitsamt funktioniert. Da war hier alles noch im Aufbau begriffen. Ich habe sehr lange kein Geld bekommen und hatte Mietschulden ohne Ende.

Die Nachzahlung fiel dann mit der Einführung der D-Mark zusammen und wurde gleich halbiert. Für die ganzen Monate, die ich arbeitslos war, bekam ich 900 DM.

Meine Tochter und meine Schwester haben sich von mir los gesagt. Ich habe bis heute keinen Kontakt mehr zu ihnen.

Auch mein Freundeskreis fiel von einem Tag auf den anderen weg.

Früher hatte jeder, der auf dem Bau war, seine Stammkneipe, in der er nach Feierabend sein Bier getrunken hat. Dort hat man erfahren, von wem man welche Ersatzteile bekommen konnte oder wer beim Renovieren helfen kann. Das wurde alles am Tresen besprochen. Wir haben auch zusammen Karten gespielt und uns am Wochenende getroffen.

Aber schon ein paar Monate nach der Wiedervereinigung, ach, schon nach der Maueröffnung, war jeder ein anderer Mensch geworden. Zuerst hat man sich noch über die Straße gegrüßt, später dann nicht einmal mehr das.

Schon damals hat sich dieses 2-Klassen-System rausgebildet. Die Einen hatten Arbeit, wurden gleich von einer Westfirma übernommen oder ihr DDR-Betrieb wurde noch nicht dicht gemacht, bei Anderen wurden die Betriebe geschlossen. Das ging ja ratz fatz. Man konnte zugucken, wie die Betriebe dicht gemacht wurden. Dann standen alle auf der Straße, egal ob Mann oder Frau, ob Jung oder Alt. Die Einen kriegten Arbeitslosengeld, die Anderen hatten noch Arbeit. Das waren zwei verschiedene Menschengruppen, zwei gespaltene.

Als ich arbeitslos wurde, konnte ich mir kaum noch was leisten, nicht mal eine Fahrkarte. Ich bin dann in den Park gegangen, um mich mal unterhalten zu können. Ich habe dort mein Bierchen getrunken. Ich will nicht sagen, dass ich zum Trinker geworden bin. Ich habe Langeweile gehabt. Ich war es ja nicht gewöhnt, nichts mehr zu tun. Mit einem Mal war alles weg. Mir ging es überhaupt nicht gut.

Unsere Wohnungsbaugesellschaft, die KWV, hieß auf einmal Ho WoGe. Die wollten dann die ganzen Wohnungen auf Weststandard umrüsten, mit Strangsanierung, neuen Fenstern und Heizkörpern modernisieren. Das war ein Dreck in der Wohnung! Da haben sie dann das letzte, was man hatte, auch noch versaut. Drastisch, ich weiß nicht, wie oft im Jahr, wurden dann die Mieten erhöht, wie alles andere ja auch, Strom und so weiter.

Da bin ich in ein tiefes Loch gefallen. Auf Grund der Mietschulden stand ich kurz vor der Räumungsklage. Das Makabere an der Sache war, dass die Räumung am 08. Februar 1994, also genau an meinem 40. Geburtstag, sein sollte. Ich stand draußen im Park und habe auf den Container gewartet. Da war ich fertig. Ich hab mich schon als Obdachloser gefühlt, das war wirklich so krass gewesen.

Und dann wurde – ohne dass ich was dazu beigetragen habe, das Sozialamt eingeschaltet. Ich weiß nicht, wie sie es gemacht haben. Es wurde nicht geräumt. Aber seit dem das glatt gebügelt wurde, habe ich mich wieder gefangen.

Damals mussten alle Sozialhilfeempfänger – ich glaube zweimal im Jahr für zwei Wochen – irgendwo für 3,00 Mark die Stunde arbeiten gehen. Da hatte ich ein paar Angebote gekriegt und mich für die Arbeit in der Natur entschieden. So kam ich in die Gärtnerei des Königin Elisabeth Hospitals. Da hat es mir gefallen, und die Arbeit hat Spaß gemacht. Darüber habe ich mich mit dem Chef unterhalten. Der empfahl mir, das mit dem Sozialamt zu besprechen. Das habe ich getan und erhielt eine Sonderregelung: Ich durfte jeden Monat 3 Wochen dort arbeiten. Von da an fing ich an, eisern Geld zu sparen. Davon habe ich mir einen neuen Fernseher gekauft, einen guten, war ja ein Röhrengerät damals noch, aber auch Stereo und so, einen Videorecorder und eine gute Sony-Musikanlage. Das habe ich alles erarbeitet für 3,00 Mark die Stunde vom Sozialamt. Aber nicht nur des Geldes wegen bin ich arbeiten gegangen, sondern weil es mir Spaß gemacht hat. Ich bin auch im Winter hingegangen und sogar dann, wenn von den Festangestellten mal einer ausgefallen ist wegen Krankheit. Ich bin gerne arbeiten gegangen und habe gerne ausgeholfen. Und dadurch habe ich eine ABM-Stelle gekriegt für ein Jahr. Da bekam ich jeden Monat 1.910 DM. Und das 12 Monate lang. Und damit konnte ich wieder einiges glatt bügeln und aufatmen.

Dann war die ABM-Stelle beendet, aber ich war wieder im Arbeitsrhythmus drin und fing wieder an, als Maler in einer Leihfirma zu arbeiten. Und da habe ich so einige Baustellen abgeklappert.

Eines Tages wurde in meine Wohnung eingebrochen. Plötzlich stand ein Russe mit einer Brechstange neben meinem Bett. Und da hatte ich leider den Hund noch nicht, sonst wäre das nicht passiert. Na ja, die Tür war zersplittert, ich konnte den nächsten Tag gar nicht arbeiten gehen. Damals hatten wir noch Holztüren, ich musste auf den Tischler warten, da ich ja die Tür gar nicht abschließen konnte. Ich hätte sie zunageln können. Ja, da habe ich auch geflattert.

Ein andermal bin ich überfallen worden im Park, das waren auch Russen. Drei Mann. Zwei haben mich festgehalten, der dritte hat immer zugeschlagen, mit dem Knüppel mir auf den Kopf. Als ich wach geworden bin, lag ich auf der Wiese, Feuerwehr und Polizei waren da, dann haben sie mich ins Krankenhaus gefahren. Ja, das ist dann auch alles passiert. Erlebnisse in einer neuen Welt, ja.

Durch die ABM kam ich wieder zum Arbeitsamt. Dann ging die ganze Mühle wieder von vorne los. Aber das Arbeitsamt hatte keine Arbeit für mich.

Meiner Betreuerin vom Arbeitsamt habe ich gesagt, dass ich im Leben zu nichts mehr Lust habe, dass ich in meiner Wohnung alles schleifen lasse, dass ich keine Lust habe, Fenster zu putzen, und dass mir alles am Arsch vorbei geht. Daraufhin schickte sie mich mit Hilfe meines Hausarztes zu einem richtigen Psychiater. Mit dem hab ich mich unterhalten, hab dem alles erklärt und bekam Medikamente. Ich war dann 7 Monate krank, krank geschrieben von diesem Psychiater.

Dann wurde ich wieder gesund geschrieben, und zwei Wochen später erhielt ich vom Arbeitsamt ein Schreiben über GUT und Dr. Geiger und mich als Hilfsarbeiter – damit wusste ich gar nichts anzufangen. Na, ich war pünktlich da und habe da Dr. Geiger und Frau Büttner kennen gelernt. Frau Büttner fing gleich an zu erklären, wie das ist mit den Sinnen und mit diesem Riechen. Und da habe ich gedacht, »Mein Gott, wo bist Du denn hier gelandet, was ist denn das für ein Mist.« Na, ich war richtig sauer gewesen. Am nächsten Tag sollte ich wieder kommen. Ich sagte mir, »hingehen musst du«. Und da sagte Frau Büttner, dass das mein 1. Arbeitstag ist. Na, da hab ich ja getobt wie ein Rohrspatz. Der Udo und die anderen haben schon gelacht. »Na«, hab ich gesagt, »den Mist hier mach ich nicht mit. Morgen bin ich nicht mehr hier.« Meine Hand war zur Faust geballt. »So ein Quatsch, das ist doch keine Arbeit hier, ist doch Mist alles.«

Aber ich war am nächsten Tag doch da. Ja, und dann haben wir uns vorgestellt in Kaulsdorf, in der Tischlerei. Das fand ich ja schon mal gut. Handwerk, fand ich ja schon mal wieder gut. Da hab ich dann die Leute kennen gelernt, die schon ein paar Wochen länger da waren als ich. Na ja, das hat mir dann Spaß gemacht.

Wir haben dort Sachen für die Bastelevents hergestellt, wie Autos, Schiffe, diese Muttivase mit dem Reagenzglas, einen Wackelturm – waren alles komische Namen, aber na ja, so stand es nun mal auf dem Plan drauf. Dann habe ich teilgenommen in Köpenick an dem ersten Bastelevent mit Kindern von der Hauptmann-von-Köpenick-Oberschule. Davor hatte ich Angst, richtig Schiss sogar. Das lag vielleicht daran, weil direkt vor dem Fenster meiner Wohnung zwei Schulen waren. Ich bin nie zur Ruhe gekommen wegen dem Geschrei und Gekreische. Bin irregeworden. Ja, und plötzlich sind die alle hereinspaziert, 60 auf einmal, 60 kleine Knirpse und Mädchen standen da an der Wand. Ich dachte, ›Wenn die jetzt auf uns losgelassen werden, dann geht das hier ab.‹ Das hältst du nicht durch. Mir stand schon der Schweiß auf der Stirn. Aber die haben sich dann alle an die einzelnen Bastelstände verteilt. Unser Tischlermeister, Herr Krause, hat dann »Ruhe« gerufen, und dann war auch Ruhe, und es blieb Ruhe. Das hat dann auf einmal Spaß gemacht. Klar war ich glücklich, als es vorbei war. Als sie dann alle gekommen sind, einem die Hand gegeben und »danke« und »das war aber schön« und »kommt wieder« gesagt haben. Und sie sahen aus wie die Indianer, mit Farbe beschmiert, das war noch lustiger gewesen. Ja, das war der erste Bastelevent.

In der Weihnachtszeit waren wir bei kranken Kindern, solchen, die auch psychische Probleme hatten, weil sie mit Erwachsenen nicht klar gekommen sind. Immer in kleinen Gruppen. Alles ist wunderbar abgelaufen, wunderbar. Man wurde respektiert, keiner ist einem auf der Nase rumgetanzt. Würde ich immer wieder machen, wenn mal so was anliegt, ja.

Jetzt habe ich ja auch einige Wanderausstellungen mitgemacht. Und ich muss ganz ehrlich sagen, dass mir das mit Kindern noch mehr Spaß gemacht hat als mit Erwachsenen oder älteren Leuten, obwohl die lauter und hektischer sind und auch mal aus dem Rahmen fallen. Bei Kindern spürt man die Kraft, da ist Power, da ist Energie, da ist Action. Da passiert was, da geht die Luzie ab. Die wollen alles erklärt haben, sie begreifen sehr schnell, und dann erklären sie sich das untereinander.

Meine Mutter, meine Tante und meine Cousins sagen heute, dass ich mich sehr verändert habe. Früher war ich immer pessimistisch gewesen, jetzt hab ich schon wieder Pläne. Sobald ich noch ein bisschen

Geld zusammengespart habe, möchte ich mal wieder meine Wohnung renovieren und ein paar Möbel kaufen. Ich habe wieder Freude am Leben.

Wenn ich drei Wünsche frei hätte, würde ich mir Folgendes wünschen:

Erstens würde ich mir wünschen, dass die Gesellschaft nicht auf allen Hartz IV-Empfängern nur rumhackt und sagt, dass sie faul und zu nichts zu gebrauchen sind und nur ihr Geld wollen. Wir sind die Leute, die wirklich für 1,50 €/h arbeiten gehen. Manchmal leisten diese Leute auch mehr als manch Festangestellter. Schön wäre es, wenn man unsere Arbeit ein bisschen besser honorieren würde. Vielleicht auf 400 €-Basis und nicht nur 200 €. Das wäre schön.

Zweitens würde ich mir wünschen, dass es mit meiner Gesundheit noch ein bisschen besser wäre. Mein Psychiater sieht auch, dass ich mich zum Besseren verändert habe und hat meine Medikamentendosis halbiert. Ich habe heute keine schlimmen Gedanken mehr. Tja, Gesundheit, Arbeit, das sind eigentlich die Hauptpunkte.

Mein dritter Wunsch wäre, vielleicht noch mal 'ne vernünftige Partnerin zu finden.

Frau D.
59 Jahre

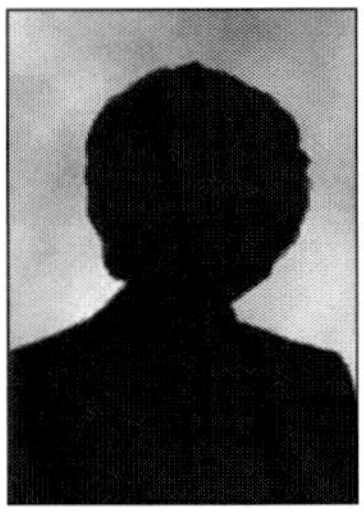

AHA – DA IST DOCH NOCH WAS!

Vorab:
Ich baue immer noch einen Schutzschild um mich auf, wenn ich von dieser Zeit rede, davon, wie es war damals und was mich verändert hat. Dann gebrauche ich möglichst sachliche Worte, wie erwähnen, erhalten, in Aussicht stellen, Tatsachen, sozusagen, berichten, Utensil, erhalten, bestätigen. Worte, die mir helfen, Distanz herzustellen. Damit decke ich das Erlebte zu, schaffe Abstand, um nicht allzu sehr von meinen Gefühlen mitgerissen zu werden.

Ich habe zunächst alles zu Persönliche im Text vermieden. Die Nähe, wenn ich sie zuließ, machte mich wieder traurig, beschwor die alten Bilder herauf. Das konnte ich nicht wollen! Ich kommentierte lieber, setzte in Klammern statt eindeutig auszusprechen was mir begegnete.

Ich merkte, wie sich das unsägliche Vokabular jener Zeit, in der das Burnout kam, fast schon mein eigenes wurde: »Umsetzung«, »Punktesystem« ...

Weder wollte ich zu nah an den Ereignissen sein, die mir den Grund unter den Füßen weggerissen hatten, noch wollte ich mich unbestimmt ausdrücken. Im Gespräch erst bekam ich noch einmal den Bezug und den Halt, zu erzählen:

Alles begann kurz nach der Wende 89.

Damals arbeitete ich schon 17 Jahre als Erzieherin. Mein Beruf war mir Berufung, ich war mit Leib und Seele für meine Kinder da. Die »Berufung« zur Leiterin einer Kindereinrichtung brachte mich an den Schreibtisch, und das war nun gar nicht mein Ding, und so sollte das auch nur von kurzer Dauer sein.

Wie schon gesagt, alles begann 1989. Kindergarten hieß jetzt Kita. Und es änderte sich nicht nur der Name. Es wurde unruhig im Hause. Es war überall spürbar. Die Unruhe übertrug sich auf die Eltern, die Kinder und natürlich auf die Erzieher. Ich musste etwas völlig Neues an mir bemerken, ich wurde im Umgang mit den Kindern unsicher!

Konnte denn alles falsch gewesen sein, wonach wir bisher gearbeitet hatten? Uns waren plötzlich die Grundlagen unseres pädagogischen Handelns weggerissen, mit dem Staat untergegangen. Es gab keine Pläne mehr, keine Vorgaben.

Jahre hatte ich gebraucht, um mich halbwegs in das Regelwerk zu fügen, ohne mich selbst zu verleugnen. Zu den Kindern offen und ehrlich, zu den in der Hierarchie Übergeordneten unauffällig. Die Spannungen zwischen den Kollegen brachen immer mehr auf. Alle wollten irgendwie ihre Arbeit behalten, egal, wie ihre Einstellung zu Staat und Volksbildung vor 1989 war. Leiter wollten Leiter bleiben, verbrannten sogar ihre Parteibücher und werteten das als heroischen Akt.

Ich wollte mich dieser unguten Situation entziehen und den Anschluss nicht verlieren. Ich bewarb mich für eine Weiterbildung.

Damals sah ich es als Glück an, auf meine Bewerbung hin eine 2 jährige berufsbegleitende Fortbildung zu bekommen. Aus 60 Bewerbern wurde ich als eine von 20 ausgewählt. Das Zertifikat sollte mir die bundesweite Anerkennung als Erzieherin bestätigen. Ein eigenartiges Gefühl nach so vielen Arbeitsjahren, Prüfungen und Erfahrungen. Etliche Schulungen sollten noch folgen. Viele Kurse und Fortbildungen nahm ich war, oft genug auf Kosten meiner eigenen Kinder, für die wenig Zeit blieb. Und es gab mir ein Stück Selbstsicherheit zurück.

Alleinerziehend wollte ich doch gerade auch für meine Kinder eine behütete, finanziell gesicherte Zukunft. Keine Zukunft in Arbeitslosigkeit.

Zurück in der Kita begannen die »Umsetzungen«. Stellenpool war so ein neues Wort, was wir lernen mussten. Es traf einige meiner Kolleginnen. Später folgte der wirkliche Stellenabbau. Im Hause kam Angst auf, und auch ich bangte immer mehr um meinen Arbeitsplatz. Ich fühlte einen großen Druck, einen Druck, der anders war als der Druck einer veränderten Arbeitsatmosphäre, existentieller. Ich konnte ihn kaum mehr kompensieren.

Dann 1999, das »soziale« Punktesystem sah es so vor, unterschrieb ich meinen Aufhebungsvertrag, mit viel Wehmut und Traurigkeit. Es hätte für mich Alternativen gegeben, mir wurden verschiedene Stellen angeboten. Die Angebote empfand ich demütigend, beschämend und für mich nicht akzeptabel.

Was dann folgte, hätte ich mir so nicht gedacht.

Die Warnungen der Freunde und Verwandten vor dem »Sprung ins kalte Wasser« waren laut zu hören. Ich aber sagte mir, es wird schon irgendwie weitergehen. Es ging ja immer weiter.

Was es genau bedeutete, arbeitslos zu sein, hatte ich bis dahin nur aus zweiter Hand erfahren müssen, wenn z.B. Eltern meiner Kindergruppe erzählten, dass sie ihre Arbeit verloren hatten. Auch sah ich die Veränderung in ihrem Verhalten und im Umgang mit ihren Kindern. Es war zu erleben bei den Eltern und bei den Kindern. Einige zogen sich zurück, andere wurden aggressiv. Alles wurde überschattet, als sich ein Vater das Leben nahm! Ausgerechnet ein Elternhaus, wo jeder dachte, die packen es unbeschadet.

Diese schlimmen Erfahrungen stimmten mich zunehmend nachdenklicher, und meine Gedanken fingen an zu kreisen: Es muss ein furchtbarer Zustand sein – arbeitslos!

Mit dem Aufhebungsvertrag war ich es nun selbst. Ich war arbeitslos und fühlte mich abgegrenzt und abgeschoben. Eine Nummer, mehr nicht!

Eine Situation war eingetreten, die mich sprach- und ratlos werden ließ.

Mein Wesen muss sich in dieser Zeit wohl auch verändert haben, denn Freunde und Bekannte begegneten mir argwöhnisch und forderten: »Mach was!!« Ich fühlte, dass diese Aufforderung bei mir völlig ins Leere lief. Ja, was sollte ich denn tun? Ich fühlte mich jeder Perspektive beraubt, ausgeschlossen von allem.

In meiner Sprachlosigkeit war es mir sicherer, mich erst einmal zurückzuziehen. Mir schien, dass außer meiner Familie auch niemand ansprechbar war, um mir aus meiner selbst gewählten Isolation herauszuhelfen. Eine alles überdeckende Traurigkeit machte sich in mir breit. Mein Selbstvertrauen schwand, Mut und Kraft, Dinge anzugehen, hatte ich schon lange nicht mehr. Diagnose: »Burn out«. Was auch immer das bedeutete, auch das war mir mittlerweile egal.

Ich, der Macher und Motor für vieles, fühlte mich müde und ausgelaugt und ausgenutzt. Wenn ich jetzt davon schreiben kann, ist es doch eine Erkenntnis, die noch immer schmerzt.

Das Einzige, wozu ich mich in der Zeit der Isolation aufraffte, heute weiß ich, es war gut so, war der Gesang im Chor. Ausgerechnet hier in der Gemeinschaft gelang es mir, nach außen Haltung zu bewahren und die Pausen zwischen den Proben waren zu kurz, um befürchten zu müssen, angesprochen und ausgefragt zu werden. Ein seelischer Spagat, den ich auf mich nahm – es war wohl mein Rettungsanker.

Zu all den anderen Aktivitäten, die mir einmal sehr wichtig waren und die mir Spaß gemacht hatten, verspürte ich keine Lust mehr. Mir fehlte völlig der Antrieb. Meine Gitarre, ein wichtiger Begleiter bei der Arbeit mit den Kindern, aber auch in der Beziehung und im Umgang mit Erwachsenen, habe ich damals entsorgt. Ich sah sie als Relikt, mit dem ich nichts mehr zu tun haben wollte. Heute noch tut mir das sehr leid.

Mein Zustand führte mich schließlich in die Therapie. In den Sitzungen versuchten meine Therapeuten und ich herauszufinden, wo der Schlüssel für die für mich fremde und beängstigende Lebenssituation zu finden sei. Diese »Bedeutungslosigkeit des Seins« war für mich nur schwer zu ertragen, sie machte mich auch körperlich krank. Bald kam es mir vor, als ob wir uns stets im Kreis drehten. Ich spürte, hier in den Gesprächen komme ich nicht weiter. Klar war aber geworden, nur ich kann und muss meine Situation ändern. Aber wie?

Bei einem sich anschließenden, längeren Aufenthalt in einer Tagesklinik bekam ich erste Anregungen, Anstöße. Hier gelang es mir, mich erstmals wieder kreativen Angeboten gegenüber zu öffnen. Ich konnte seit langem wieder Spaß an den Tätigkeiten, die ich mir selbst aussuchte, haben. Man nahm mich ernst und ich wurde konsequent gefordert. Die Erfolgserlebnisse, die Anerkennung und das Lob, wie auch das Gefühl, hier gut aufgehoben zu sein, zeigten mir: das ist der richtige Weg. Er bringt mich Schritt für Schritt aus meiner Isolation heraus. Ein sehr schönes Gefühl. Ich fühlte mich gestärkt und etwas selbstbewusster. In mir reifte der Gedanke, so schnell will ich mich nicht mehr entmutigen lassen und Selbstzweifel zulassen.

Zehn Jahre arbeitslos, da bekam ich im März 2009 ein Jobangebot als »Hilfsarbeiter« in einem MAE-Projekt. Hier ging es um die Verwirklichung eines Projektes, das den Umgang mit den Sinnen schulen soll. Als ehemalige Erzieherin, mit all meinen kreativen Fähigkeiten und pädagogischen Erfahrungen, könnte ich mich dort gut einbringen. Ja, könnte ich, aber kann und will ich das denn überhaupt noch? Und die Aussicht auf einen Hilfsarbeiterjob klang ja nun auch nicht gerade verlockend. Aber hatte ich eine Wahl? Frei in meiner Entscheidung war ich ohnehin nicht.

Und da waren sie wieder, die Selbstzweifel. Hinzu kamen Angst und Wut. Es gelang mir nicht, der kommenden Situation gelassener entgegen zu sehen und immer wieder die Fragen: werde ich den Erwartungen entsprechen können, dem Zeitdruck standhalten?

Misstrauisch und ängstlich saß ich dann mit all den anderen Neuen in der Vorstellungsrunde meines künftigen Arbeitgebers. Immer wieder kamen mir die Tränen, wenn es um die Befindlichkeiten ging. Eigentlich wollte ich nur noch raus dort, mit mir allein sein.

Was mich zunächst verschreckte, rückte sich erst langsam gerade. Ganz zu Beginn versuchten wir unter Anleitung, unsere eigenen Sinne wieder zu erfahren, ihnen nachzuspüren.

Erst so nach und nach gelang es mir, mich in der Gruppe zu öffnen und eigene, bewusste Sinneserfahrungen zu machen. So führte eine der vielen Unternehmungen in den Park der Sinne, der in der Park-Klinik Weißensee liebevoll angelegt ist. Der dort praktizierende Neurologe Prof. Wilhelm Rimpau, Initiator der Anlage, schrieb dazu: »Unsere Sinne sind unsere Brücke zur Welt«.

Dieser Satz und die später gemachten Erfahrungen im Umgang mit meinen eigenen Sinnen regten mich zur bewussten Auseinandersetzung mit dem Thema und mit meiner Situation an. Auch in den vielen Gesprächen mit der Gruppe und in den Einzelgesprächen mit der Projektleitung und unserem Psychologen lernte ich, so nach und nach wieder im Moment zu sein, konnte Genuss und Freude wieder spüren. Ein Angebot, einmal über die Frage des Glücks nachzudenken, brachte mir meine Neugier auf vieles Schöne in meinem täglichen Leben zurück. Ich lernte wieder, ohne Wortfindungsstörungen zu kommunizieren und freute mich über die wieder gewonnene Begeisterungsfähigkeit. In diesem Punkt habe ich mich wohl von anderen anstecken lassen.

Eine der nachhaltigsten Erfahrungen in dieser Zeit war die Arbeit in der Holzwerkstatt. Hier konnte ich zwar den Erwartungen nicht ganz entsprechen, werde jedoch den Moment nicht vergessen, als ich voller Stolz mein selbst gefertigtes Holzsegelboot in den Händen hielt. Ich bin noch heute dem Meister und der Gruppe dankbar für all die Hilfe und Geduld, die sie mit mir hatten. Ich konnte erleben, dass persönliche Unzulänglichkeiten – denn weitaus nicht alles an Holzarbeiten gelang mir auf Anhieb – nicht Rückschlag bedeuten müssen. Die Anerkennung und ein Gebrauchtsein in der Gruppe blieben mir trotzdem sicher. Mein Rat war gefragt und wurde angenommen. Was dem einen fehlte, ergänzte ein anderer, und manchmal war ich das. Trotzdem verließ ich die Gruppe, indem ich mich nicht um eine Verlängerung meiner Vereinbarung bemühte. Auch diese Entscheidung war gut für mich. Ich musste sie treffen und ich konnte sie treffen, eine wichtige Erfahrung.

Noch kann ich nicht sagen, dass ich in Frieden mit mir lebe, und schon gar nicht schaue ich voller Gelassenheit in die Zukunft. Den

Eintritt in den »wohlverdienten Ruhestand« habe ich mir doch etwas anders vorgestellt. Aber ich habe gelernt, mich meiner Sinne bewusster zu bedienen und damit ein Wohlgefallen für Geist und Körper zu spüren. Mit der gewonnenen Energie hole ich mir ein Stück Lebensqualität zurück.

Und übrigens:

Mein Bruder hat mir später eine neue Gitarre zu Weihnachten geschenkt. Gespielt habe ich noch nicht wieder darauf.

Im Chor singe ich immer noch, wieder mit Freude und ohne Angst, mich für meine Situation rechtfertigen zu müssen.

B.O.B.
57 Jahre

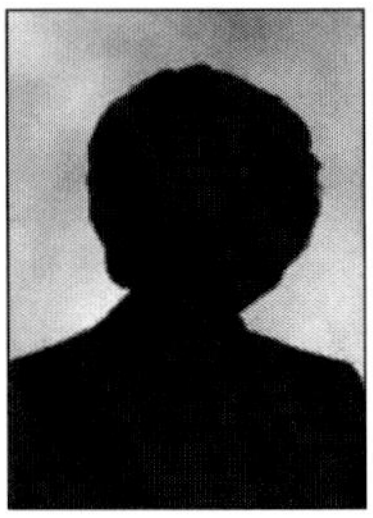

Wir irren allesamt, aber jeder irrt anders

(Zitat von Georg Christoph Lichtenberg)

Ich schreibe den Text einer Person, die sich B.O.B. nennen kann, dies sind ihre Initialen. Aber schon der kurze Satz ist falsch, denn ICH schreibe den Text.

Ich bin unschlüssig, verberge mehr als ich preisgebe. Schreiben heißt zurückgeworfen sein, heruntergebrochen auf sich selbst. Wie aber sieht es aus, mein »ICH«? Wie bin ich denn? Fünf Jahrzehnte Suche. Daran kranke ich nicht mehr. Jeder Satz vor dem Satz eine Entschuldigung. Es ist so und Schluss: nicht wieder rechtfertigen, nicht immer wieder rechtfertigen.

Ist Ehrlichkeit ein Hindernis, dass man überwinden muss? Wer spricht und wer erzählt nur? Wer irrt am besten in seiner Geschichte?

B.O.B. – nur drei Buchstaben, hinter denen sich wenig verbergen lässt. Bob, wäre es nicht gut, so einfach für einen anderen gehalten zu werden. Ich könnte ganz mein Wesen verstecken. Ich würde gern, ich werde es nicht können.

Ich habe nie wirklich meine Arbeit verloren, und es war auch nicht die Arbeit, die mich krank machte.

Mein Größenwahn bestand nur darin, dass ich immer schon während der Arbeit, aber auch außerhalb der Arbeit ganz bei mir sein wollte. Die volksgebildete DDR-Generation ahnt, wessen Zitat ich versimpelte. Marx, na dann ist ja alles klar. Ist es aber nicht. War es nie, nicht für mich. Mich hat weder die An- noch die Abwesenheit von Arbeit krank gemacht. Das brauchte es gar nicht. Ich war schon krank in diese Arbeitswelt gekommen. Krank am Elternhaus, krank im Elternhaus, in der Schulzeit, während des Studiums und immer immer so weiter. Ererbt, belastet, verdrängt, uninformiert, nicht diagnostiziert. Selbstdiagnose, Selbstheilung? Ach ja.

Als andere begannen, sich ihres Selbst bewusst zu werden, wuchs bei mir Angst. Immer die Schere im Kopf – zwischen müssen und wollen, immer mich gedrängt fühlen. Gedrängt fühlt sich wohl der, der nicht mit freiem Willen selbst entscheidet. Angst verlagert Entscheidungen auf andere, auf Stellvertreter. Es ist ein Kreis, Meidverhalten das Produkt. Ich habe mir Träume nicht erfüllt, schon als Kind nicht, weil andere anders für mich und ohne mich entschieden, was gut für mich sei. Später dachte ich, ich könne nur nicht »nein« sagen. Aber das war es nicht. Mich belasteten nicht nur die Dinge, die vermeintlich andere für mich entschieden hatten, belastend waren auch die Dinge, die ich ausließ, mir selbst versagte aus Angst, sie gelängen mir doch nicht. Vieles versagte ich mir von vornherein aus Furcht, zu scheitern.

Eine Angst, die zum Schluss nichts mehr ausließ. Nichts um mich herum und nichts in mir. Kein Schritt ohne sie, kein Atemzug, kein Blick, kein Wort. Sie kriecht um dich herum, klebt an dir, frisst sich in dir fest. Angst, die lähmt – so wird gesagt. Nein. Schön die Vorstellung von einem Zustand: nur liegen, ganz still, ganz ruhig, ohne Bewegung, ohne Lufthauch. Ganz in sich, ganz bei sich, nur Ruhe. Kein Draußen, kein an mir Zerren, kein von mir Wollen. Keine Ansprüche an mich, nichts müssen, nichts wollen, wie schön wär' das ... Meine Angst lähmte mich selten und dann auf sehr hässliche Art: Panik. Meine Angst, wenn sie aus dem Kopf in den Körper geht, beginnt unterhalb der Speiseröhre mit einem flauen Flattern, gleichzeitig werden die Hände taub und setzt sich fort über die Unterarme, die kraftlos werden bis zu den Ellenbogen. Gleichzeitig verkrampfen die Muskeln im Schulterbereich, dass es schmerzt. Oberhalb der Magengrube setzt sich ein Stein fest, der drückt und drückt. Meine Gedanken laufen parallel, nichts kann ich mehr richtig fokussieren, alles schwimmt weg, Teig im Gehirn: was bloß tun, was? Mir wird schwindlig, nicht nur im Kopf, im Körper. Es dreht mich zur Seite weg – so kommt es mir vor. Aber ich stehe noch, noch. Das Herz schlägt pochend bis an den Hals, trommelt. Manchmal springt es, flackert. Ich atme flach, muss mich anstrengen zu atmen, damit Luft kommt. Ich fühle Hitze aufsteigen, werde puterrot. Schweiß bricht aus. Jetzt spätestens merken es die anderen – Angst. Das ist Alltag, mal schwächer, mal stärker. Mal geht es mir gut, wenn ich nur diese innere Unruhe habe, manchmal ist es schwer, dann, wenn alles dunkel zusammen kriecht um mich, wenn ich zusammenschrumpfe, nur noch meinen halben Rumpf spüre dort, wo es pocht und schlägt und trommelt. Alles andere ist wie abgeschnitten. Nur nicht raus gehen, Vorhang zu, verstecken. Aber ich muss, ich musste immer. Wie ich das über Jahrzehnte mit mir schleppen konnte? Ich weiß es nicht. Ich hatte Arbeit.

Mein Motor: ich muss funktionieren, möglichst perfekt, nur nicht nachlassen, keine Schwäche zeigen. Es soll keiner merken, wie unzulänglich ich bin, wie klein, wie verlassen. Weil ich mir Schwächen nicht zugestehen wollte, habe ich immer exzessiver funktioniert. Als Schüler schon, dann als Student, als Geliebte, Ehefrau, Mutter dreier Kinder. Wuchsen die Aufgaben, wuchsen auch die Zweifel und die Ängste. Meine Alternative: funktionieren oder scheitern. Das zog sich durch meine Jahre, wie diese kriechende, wuchernde Angst durch alles, was mich ausmachte und was ich mir überhaupt vorstellen konnte. Dieses ewige angespannt Sein, die körperliche Beklemmung. Alles wird eng und enger, bedrängt, schließt dich ein, ist immer da, immer. Und: funktionieren, funktionieren. Ich lerne zu taktieren, auf der Hut zu sein. Ich schottete meine Innenwelt durch eine Fassade nach außen ab. In der Draußenwelt fühlte ich mich zunehmend unwohl, immer beobachtet – macht sie etwas falsch? Darum muss ich aufmerksam sein, misstrauisch, will nicht auffallen, bescheide mich bis zur Selbstaufgabe. Wo es irgend geht nehme ich mich zurück, lasse anderen den Vortritt, das wird zur Manie, zu meinem Wesen. Ich habe keine Ansprüche zu haben. Worte verletzen mich, Blicke, Andeutungen. Alles beziehe ich auf mich, »nimm doch nicht alles so persönlich!«. Wie denn auch nicht? Gibt es mich überhaupt noch? Jeder irrt anders.

Cut.
Es gibt mich noch, aber ich verändere mich. Ist es denn nicht natürlich, wenn man so intensiv und so gut arbeitet wie man irgend kann? Und darüber hinaus? Wochentag, Wochenende – egal. Jeder nach seinen Leistungen, jedem nach seinen Bedürfnissen? Bedürfnisse hatte ich DDR-Bürgergemäß wenige. Meine Nischen waren nicht in Gefahr, oder doch? Das Knacken im Telefon, die Stimmen, der Nachbar? Warum scheitern all meine Versuche, aus Berlin weg zu kommen? Dienstreisen nur gen Osten: politisch unzuverlässig, noch dazu alleinerziehend.

Bevor ich 1986 im St. Joseph auf die Station kam, »mit offenem Ende«, bekam ich von einer mir wohlmeinenden Psychiaterin den Rat mit auf den Weg »Sprechen Sie nicht über ihre Probleme bei der Arbeit, wir sind angehalten, relevante Dinge weiter zu melden.«. Sie kannte meine Probleme, meinte es gut mit mir. Worüber aber sollte ich dann reden? Alles andere, meine Ängste, meine Ticks gehörten ja längst zu meiner Person, so dachte ich, für mich war es Alltag, so war ich groß geworden. Gab es etwas anderes? Ängste kamen damals auch durch die Arbeit. Angstvoll arbeiten ist eine schlimme Erfahrung. Nicht schlafen können, weil man über den Tag, die Arbeit nachsinnt. Denken, denken, denken, kreisen, kreisen, kreisen ... bis ... bis ich in der hintersten Ecke sitze, alle Arme, Beine angezogen, so klein wie möglich, zusammengerollt. Decke drüber: Schluss! Dunkel, Fenster zu, Gardinen vor, zu, zu, zu. Weg, keiner soll kommen, mich ansprechen, etwas von mir wollen. Kein Telefon, nur kein Telefon, kein Klingeln. Alles wird abgestellt. Kein Radio, kein Fernsehen, Stimmen verraten Anwesenheit. Ich bin nicht hier. Wo BIN ich denn!

Ein anderer Arzt sagte bei der Entlassung zu mir »Sie wollen keine Verantwortung übernehmen.«. Ich dachte bei mir: aber genau daran kranke ich doch, weil ich so viel Verantwortung habe, für jeden da sein muss, alles schaffen will, mich immer persönlich betroffen und gemeint fühle. Und noch nicht genug? ... Jeder irrt eben anders. Stationäre Therapie abgebrochen mit dem Gefühl, alles dort macht mich noch kränker, nur raus und nie wieder dort hin müssen. So viele Zwänge, so viele fremde Menschen, so viele Krankengeschichten und Schicksale, Beengtheit, Verbote. Und die Angst wird nicht kleiner, meine Angst, vorgeführt zu werden oder etwas falsch zu machen oder falsch eingeschätzt zu werden. Sag etwas, was missdeutbar ist, bedeutet vielleicht noch eine Woche länger bleiben? Ich baue körperlich ab, das sehen auch die Ärzte. Als ich mich entscheide abzubrechen, weil ich die Situation nicht mehr aushalte, wird mir der Therapeut sagen: »Wir haben uns schon gewundert, warum Sie nicht längst zu uns gekommen sind, wo es Ihnen körperlich doch so schlecht geht«. Ich weiß mal wieder nicht, woran ich bin.

Wieder draußen wird paradoxerweise, als würden mir nicht ganz andere Fragen zusetzen, die Sache mit der Parteizugehörigkeit immer drängender. War man doch drauf und dran, mich zum Abteilungschef zu machen. Ich amtierte schon längere Zeit immer mal wieder, zwar mit nicht immer gern gesehener Kreativität, aber doch intensiv, verlässlich und in der Sache engagiert. Und – ohne Lohnausgleich.

In der falschen Partei? Nein! In gar keiner Partei. Halt. Drei mal agitiert, dreimal abgelehnt einzutreten und dazu die falsche Begründung. Sie konnten auch anders: dann eben nicht. Schluss mit der Karriere. »Die Nichtgenossin Frau B.O.B. verlässt jetzt bitte die Sitzung, wir holen Sie dann später wieder dazu ...« Bis ich mich nicht mehr dazu holen ließ.

1987 begann ich freiberuflich zu arbeiten. Nun war ich mit meiner Arbeit ganz und gar und nur noch bei mir. Mit gerissenen Seilen und auf gepackten Koffern war es ohnehin schwer, nach 89 wieder neu Fuß zu fassen, jeder war sich selbst der nächste und seinem Nächsten. Ich hatte keine Nächsten. Mir war es damals wichtig, meinen Anteil an dem ganzen Schlamassel zu hinterfragen, ich grübelte und kreiste und verlor wohl das Maß, ich endete in schierer Selbstzerfleischung. Hatte ich nicht vieles von dem gewusst, wie der marode Laden am Laufen gehalten wurde? Die vielen Gespräche mit Gleichgesinnten. Warum habe ich nicht mehr gesehen, tiefer gebohrt, klüger erkannt?

Waren ehemalige Kollegen zur rechten Zeit am rechten Ort, leistete ich mir den Aberglauben an das Leistungsprinzip in diesem neuen Land. Ich kann doch leisten, ich will doch leisten, nur einfach arbeiten dürfen. Mehr will ich doch gar nicht.
Jeder irrt eben anders.

Cut! Arbeitsamt, die Erste (Anfang der 1990er):

»Ah, Abitur, aaahhh Diplom. Ja, aber was ist denn das, dieser Beruf? Womit haben Sie denn da zu tun? Mit Kunst, ah. Sie sind Künstler? Nein! Ja, so. Wir brauchen da jemanden für eine Schauspieltruppe ... Egal. Da müssen Sie jetzt hin. Die werden Ihnen abstempeln, dass sie Sie nicht gebrauchen können. Und dann kommen Sie eben wieder her.« So geht es zu, Geld wird nicht überwiesen, man weiß mich nicht zuzuordnen, muss prüfen. Ist alles noch so neu, ich muss Geduld haben. Dabei wollte ich vorsorglich den Termin nicht verstreichen lassen. Es hieß, auch Freiberufler könnten sich, da früher im FDGB, jetzt noch schnell registrieren lassen beim Arbeitsamt. Vorsorge für den Fall, eines Tages gehen die Honorare aus. Ein bisschen arbeitslos gibt es nicht, ist nicht vorgesehen. So komme ich ins Mahlwerk. Die Formulare sind mir suspekt, ihr Ausfüllen angsterfüllt. Wenn ich sie nicht anfassen muss, liegen sie außer Sichtweite versteckt. Aber falls Ansprüche unwiderruflich verloren gingen, nur weil ich Ämtern mit Vorbehalt begegne? Warum kann niemand begreifen, dass Honorare unregelmäßig eingehen, dass man sie nicht ein Jahr im Voraus genau angeben kann. Gebe ich zuviel an, lebe ich auf Pump, zu wenig – nachgezahlt wird nicht. Lieg' ich 10 DM über der Grenze, geht gar nichts. Später neu beantragen, alles von vorn. Blödsinn. Endlich ein Angebot vom AA, wofür ich selbst meine Freiberuflichkeit aufgeben würde. Vorstellungsgespräch, Abteilung Öffentlichkeitsarbeit. Meine Vorstellung gefällt dem Chef, der Chef ist angenehm. Spontan fällt mir dies und jenes auf, mache ich Vorschläge für Kampagnen und nein, für keine Arbeit bin ich mir zu schade. Wenn es sein muss, klebe ich selbst die Plakate. Ja, natürlich, nach Feierabend. Bitte lassen Sie mich arbeiten.

Und wieder: jeder irrt anders.

Dem Arbeitsamt fällt nun auf, dass es mich falsch zugeordnet hat. Damals, als alles noch so neu war. Ich hätte zu den Akademikern gemusst. »Meine« Stelle wird dort vergeben. Wo ich bisher verwaltet wurde, hat man für diese qualifizierte Stelle gar kein Vergaberecht. Also hin zu den Akademikern. »Nein«, so die Bearbeiterin, »Ich kenne Sie doch gar nicht. Sie kommen eben erst zu mir und wollen schon eine solche Stelle beanspruchen: nein!« Und überhaupt, ich bekomme ja keine Bezüge und damit bin ich sowieso nicht berechtigt. Bezüge bekomme ich nicht, weil man nicht weiß, wie mein Fall zu berechnen ist. Die Akte mal da, mal nicht da ist, mal komplett, mal fehlerhaft. Es zieht sich. Mein erhoffter Wunschchef interveniert, umsonst. Das Amt hat entschieden. Ich versuche noch einen Einspruch, ohnehin zwecklos, die Stelle ist weg. Ergebnis: ein letztes keckes Aufbäumen meinerseits. Mit dem Herzschlag bis zum Hals, gegen Tränen und Wut ankämpfend und nachdem man mir bedeutete, dass ich mit 39 Jahren sowieso nichts mehr erwarten sollte, nach all dem schwang ich mich zu der verzweifelten Äußerung auf: »Sie wissen gar nicht, was Sie dem Arbeitgeber vorenthalten, wenn sie mir die Stelle nicht geben.« – »Ich werde Ihnen einen Termin bei unserem Psychologen machen.« bekam ich zurück. Meinen Bewilligungsbescheid mit den entsprechenden Nachzahlungen erhielt ich dann, nachdem ich mich beim Amt gerade abgemeldet hatte, was wiederum für heilloses Durcheinander sorgte.

Alternative: weiter konsequent freiberuflich. Nur nicht wieder dort hin müssen.

Cut! Arbeitsamt, die Zweite (Etwa 2007):

Die Zeiten für bezahlte Arbeit werden schwieriger, die Aufträge seltener, die Honorarzahlungen unzuverlässig.

Der Staat muss sparen, gern zuerst bei Kultur und Kunst. Ellenbogen hatte ich ohnehin noch nie. Als die Lage so bedrohlich wird, dass ich meine Krankenversicherung nicht mehr bezahlen kann, Rentenvorsorge kann ich mir ohnehin schon lang nicht mehr leisten, geht

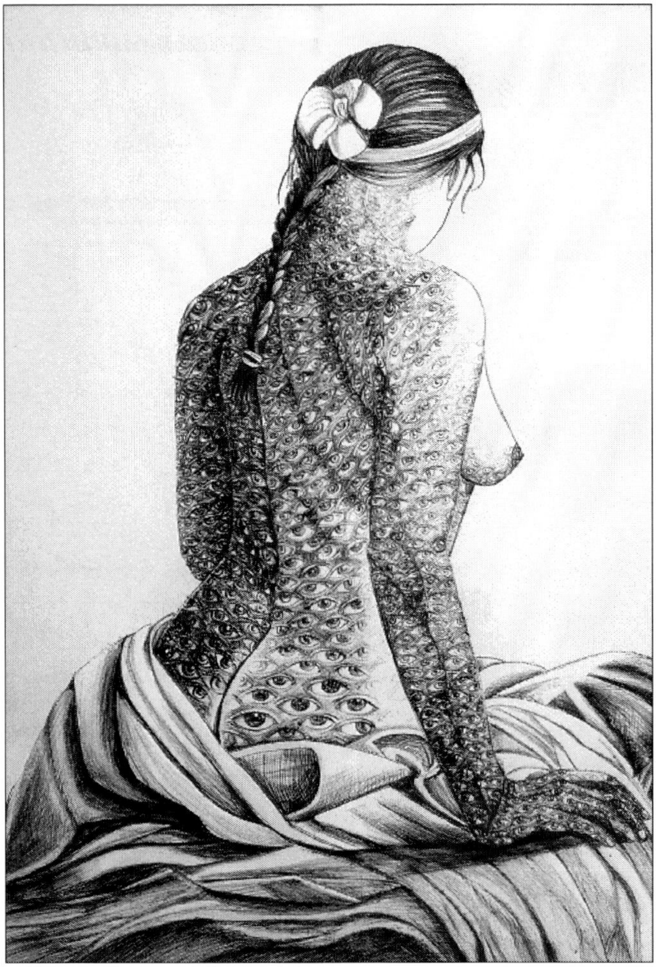

Augenblicke

es nicht mehr anders: ich muss wieder zum Amt. Das AA heißt jetzt JC. Ich bin Kunde, keine Arbeitslose, wenn überhaupt dann arbeitssuchend. Für mich macht das alles keinen Unterschied. Ich bin wieder mal am Ende der Schlange, draußen vor der Tür. Gehöre nicht mehr dazu. Wozu eigentlich? Ich gehöre schon lange zu niemandem mehr. Schön, wenn ich mir wenigstens selbst gehörte. Davon bin ich weiter entfernt denn je. Meine Ängste haben nicht aufgehört, in mir zu pochen: Herzschlag ist Angst, Herzschlag ist Angst, Angst ... Aushalten, Durchhalten. Antrag stellen. Antrag – zig Seiten. Was wollen die von mir? Gehöre ich denen nicht mit jeder Frage mehr, die ich ihnen beantworte? Ich führe mich selbst zur Schlachtbank, weil: ICH war nicht fähig, es zu verhindern. Ich werde gläsern. Die wissen mehr von mir als mein Freund. Der kennt weder meine Kontonummer noch den Kontostand. Gut, es muss sein, zieh alles aus, sei nackt, sei gläsern, ausgeliefert, verletzt und: fühl dich auch so. So wollen sie dich haben, so passt du wieder zwischen die Aktendeckel, in die Ablage, in die Verwaltung.

Neue Zeiten, neue Regeln. Auf meinen Beruf ist man jetzt vorbereitet. Es gibt Computer und Programme dafür, spezielle für uns, uns Arbeitssuchende. Zwar hatte man mir schon vor etlichen Jahren mein hohes Alter vorgeworfen, was soll's, frisch an. Das Programm will es so.

Selbsteinschätzung – sind sie teamfähig, sind sie belastbar, sind sie eine Führungspersönlichkeit, können sie Englisch, Russisch, und das vermeintlich Fachspezifische. Mein Fach? Welches ist es denn, längst nicht mehr das, was ich einst studierte. Man wollte sich anpassen, umorientieren, flexibel sein. Mein Fachgebiet, da gibt es keine freien Stellen und wenn, will ich das denn noch? Ich fühlte mich ohnehin am Boden, hatte mich tagelang auf den Gang zum Jobcenter innerlich vorbereiten müssen, um es überhaupt zu schaffen, hatte Beruhigungspillen geschluckt, trotzdem wenig geschlafen, hatte den Antrag zitternd und ohne Hoffnung abgegeben – ich soll zu jeder der zig Fragen noch spezifizieren zwischen gut, sehr gut, mangelhaft und nicht vorhanden oder ähnlich oder anders absurd. Zwei Frauen sitzen sich gegenüber: die eine straff freundlich, will mit Plattitüden und den üblichen Floskeln die Situation entspannen, die andere verkrampft, versucht Haltung zu bewahren, wo keine mehr ist. Wenigstens bei sich zu bleiben und nicht fortschwemmen vor Gefühlen, für die hier nicht der Ort ist. Rational ist das nicht zu zwingen, für mich nicht. Pragmatismus ist mir fremd.

Bei jeder Frage zögere ich, bei jeder Antwort. Ich kann mich doch nicht selbst beurteilen. Das müssten doch andere tun, Arbeitgeber ... Was, wenn ich mich hier zum Genie punkte? Was, wenn ich mich als Verlierer einstufe? Bin ich größenwahnsinnig? Ich konnte noch nie meine Leistungen selber einschätzen. Ich bin unsicher und jeder Satz von ihr verunsichert mich mehr. Worauf will sie hinaus. Testet sie mich? Bin ich längst abgeschrieben, muss aber noch den Parcours absolvieren? Mir scheint die Situation geradezu surreal. Ich muss etwas tun, was ich absolut nicht will. Aber früh bin ich in die Bahn gestiegen, bin her gefahren, habe auf dem Gang gewartet in der Hoffnung, doch nicht aufgerufen zu werden. Sitze nun hier und verärgere offenbar meine Bearbeiterin. Die ich doch eigentlich freundlich stimmen sollte, denn sie könnte mir Arbeit geben. Kann sie überhaupt? Und – bearbeitet sie mich oder meine Akte? Ihre Geduld ist am Ende »Sie müssen doch wissen, was sie wollen, was haben Sie denn für Hobbys? – Sie nähen? Machen Sie doch da etwas, Bedarf gibt es doch. Nein? – Sie bearbeiten Texte dramaturgisch? Na dann fragen Sie doch mal bei Theatern nach, wir haben hier doch eins. Nein? – Sie schreiben gern? Zeichnen, machen Collagen, Fotografieren? Tja. Sie müssen sich aber mal festlegen, so geht das nicht.« ????

»Dann schicke ich Sie heute noch in eine ABMaßnahme, ich rufe gleich mal dort an. Na wunderbar: Datenerfassung, PC, Internet, Betriebswirtschaft. Das ist die anspruchvollste Stelle, die ich ihnen bieten kann. Na also. Der Nächste bitte, ...«

Was soll ich dort? Alles, wovon ich gar keine bis wenig Ahnung habe und noch weniger Berührungspunkte, keinerlei Intension für BWL. Soll das eine Erziehungsmaßnahme werden? Hat sie meine Selbstzweifel als Hochmut interpretiert? Soll ich zurück, noch einmal vorsprechen? Soll ich ihr von meinen Ängsten, meinen Depressionen erzählen? Ich will nicht krank sein, ich will arbeiten, Miete zahlen können, Krankenversicherung. Hätte ich Einbußen zu befürchten? Sanktionen? Ich weiß es nicht und will sie nicht danach befragen. Ich sehe mich schon als Arbeitsverweigerer verdächtig.

Ich habe mich vorgestellt, bin genommen worden und geblieben. Erst MAE, dann ÖBS, von einem Jahr zum anderen bangend, wird das Projekt verlängert und wenn ja, werde ich in der Maßnahme verlängert? O-Ton JC-Mitarbeiterin: wir fördern keine MAE-Karrieren. MAE ist nicht mehr wie früher gemeint, Leuten den Tag zu strukturieren, MAE ist mittlerweile eine Auszeichnung! ...?

Ich blieb einfach, machte meine Arbeit weiter, Begonnenes zu Ende bis ich wieder die Monate bleiben durfte, die die Regel waren.

Die Arbeit machte ich zu meiner Arbeit. Ich konnte gar nicht anders, was ich tue, tue ich ganz – sonst bliebe es ja ohne Sinn. Ich lerne und arbeite mich hinein in dieses ganz andere Metier. Vor allem versuche ich, die Arbeit ernst zu nehmen. Kann es in dem Maße immer intensiver, je mehr es mir gelingt, meine Ideen einzubringen. Wenn nur diese schleppende Angst nicht wäre. Ich muss hier unter fremden Leuten sein: Angst. Ich bin die Neueinsteigerin: Angst. Die Hierarchien sind mir nebulös: Angst. Das Internet verwirrend: Angst. Die Kollegen so fachkundig: Angst. Und das wöchentliche Abfragen – was haben Sie geleistet, wie weit sind Sie mit Ihrer Aufgabe?: Angst. Unzählige Telefonate mit fremden Menschen: Horror. Schulungen: Versagensangst. Wenn ich jeden Tag ins Büro gehe, muss ich sie loswerden meine Angst, sonst gehe ich zugrunde. Dagegen steht die Angst, zum Arzt zu gehen. Jahre her, dass ich einen Arzt hatte.

Ich beginne, mir einen Allgemeinmediziner zu suchen. Dann geht alles ziemlich schnell. Ich treffe auf einen versierten Arzt, der weiß, was zu tun ist, wie ich Hilfe bekommen kann. Die körperlichen Beschwerden werden zuerst durchgecheckt, das meiste psychosomatisch. Der Tod nicht so nah, wie ich mich ihm immer fühle? Psychiater, Psychotherapeut. Zum ersten Mal die Ahnung, es könnte was werden. Ich muss dran bleiben. Bleibe dran seit 2 ½ Jahren.

Die letzten Jahre vielleicht noch »richtig« spüren? Allein in die Stadt gehen, ins Grüne. Durchatmen. Kein Grübeln mehr, keine rasenden Gedanken auf 4, 5 Ebenen gleichzeitig. Kein Überschlagen, kein Krampfen, keine Schmerzen, kein Zusammenfahren, kein Beobachtet werden. Keine Spannungen, kein Argwohn. Mein Außen und mein Innen nähern sich, wachsen zusammen. Ich wäre nur noch ein Selbst. Medikation, Therapie, Gespräche. Kleine Erkenntnisse, ganz langsam, mehr als ein Jahr, ehe ich sie wahrnehmen kann. Ich denke, es kann gut gehen. Meine Arbeit stellt mich immer wieder auf die Probe. Ich mache sie zu meiner Arbeit, in der ich ganz bei mir sein kann.

Was ich gelernt habe in den letzten drei Jahren, auch in und durch meine Arbeit:

- Das Vermeiden zu vermeiden.
- »Ich« zu sagen.
- Es ist nicht gut, sich nur über die Arbeit zu definieren.
- Genauer hinzusehen, aufmerksam zuzuhören.
- Es ist wunderbar, Menschen kennen zu lernen, sie ein Stück im Leben zu begleiten.
- Es gibt keinen Grund, sich Freude zu entsagen.
- Neugier auszuleben.
- Ich darf Fehler machen, kann andere um Hilfe bitten, das bedeutet nicht, ich bin schwach, habe versagt.
- Toleranz wird schnell zur Ignoranz, wenn Respekt und Anteilnahme fehlen.
- Es kommt nicht darauf an, dass ich mich im Leben wichtig fühle, ich möchte anderen wichtig sein.
- Enttäuschungen sind etwas Normales.
- Es lohnt sich, nicht zu schnell aufzugeben.

Und: In einer Art von Selbstsuggestion sage ich »Furcht« oder »Sorge«, statt Angst. Es klingt schwächer, freundlicher.

Cut! Es gibt ein JC, die Dritte, 2010.

Es war unerfreulich wie die anderen Male zuvor.

Es hat mich aus vielen Gründen erschüttert, zurückgeworfen. Wieder in die Schlange gestellt. Für Stunden dort war ich wieder klein, verletzlich, angstvoll. Vorgenommen hatte ich mir, souverän zu sein. Wenigstens pragmatisch wollte ich erledigen, was erledigt werden musste: Neuantrag auf AGL II.

Aber: jeder irrt anders.

Detlev Bauer
58 Jahre

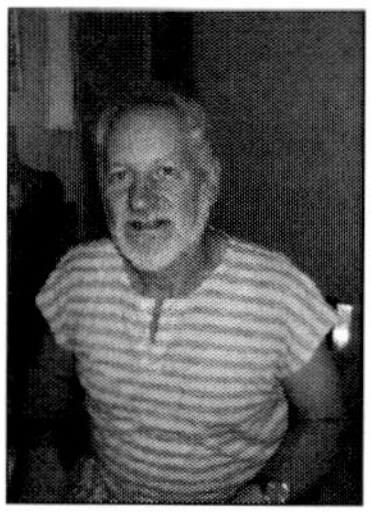

FRÜHER MUSSTE ICH NICHT ÜBER MEINEN SCHATTEN SPRINGEN

In ein paar Wochen werde ich 58 Jahre alt, ich arbeite zurzeit als Hausmeistergehilfe in einem privaten Kindergarten, 30 Stunden die Woche. Dafür erhalte ich 1,50 Euro die Stunde, weil wir von Hartz IV leben. Trotzdem: ich arbeite wirklich gern. Und das war immer so.

Vor 40 Jahren machte ich meinen Facharbeiter-Abschluss als Schienenfahrzeugschlosser. Ich war schneller fertig als Jahrgänge vor mir, denn damals haben die gerade von Dampf- auf Diesellok umgestellt. Na, und wie et so jewesen is inner DDR: Dieselloks hatten se, Werkstätten och, am Ostbahnhof. Aba Fachleute hatten se keene. Det war meine Chance!

Hat Spaß gemacht, doch dann verpflichtete ich mich für zehn Jahre bei der Armee, weil ich da Funker werden konnte. Mit den Schichten und Zuschlägen kam ich immer auf 600-800 Mark. Trotzdem war die Armee nicht das Richtige auf Dauer, war nich so mein Ding, wurde ich eben Kfz-Schlosser in den 80ern.

Was ich gut fand all die Jahre: das Leben war ruhig und sicher, planbar. Familiengründung, Urlaubsplanung, einfach mal ins Theater, ins Kino oder eine Kneipe gehen, das ging alles. Geselligkeit, mit anderen zusammen sein, war mir immer wichtig. Geht jetzt nicht mehr.

Und damals das war Sicherheit. Man musste sich nicht ständig einen Kopf machen, was nun wieder auf einen zukommt. Arbeiten war Pflicht, wo soll sonst die Sicherheit herkommen?

Über die Wende bin ich erstmal schadensfrei gekommen, als LKW-Fahrer bei Niles. 1991 war Schluss. Hatten wir ja kommen sehen, also nahm ich die Kündigung und ging erstmals zum Arbeitsamt. Wir Ossis kriegten zwar weniger Arbeitslosengeld als der Rest, aber ich kam finanziell noch gut hin, weil die Preise, Mieten und das alles erst später anzogen.

Bald hatte ich auch wieder was gefunden, in einem großen Fuhrpark, das ging zwölf Jahre, zuletzt aber auch bergab.

Ab 2004 wurde es dann langsam eng: weil die Firma zuletzt nur unregelmäßig zahlte – sowieso nur 735 Euro netto – wuchs trotz Arbeit, Stress und Überstunden langsam aber sicher mein Dispokredit auf eine vierstellige Summe an. Das ging mir gegen den Strich. In der DDR war so was nicht möglich. Eiserne Regel: Man gibt nicht mehr aus als man hat, und nun? Was sollte ich machen, Miete und Brot mussten bezahlt werden. Da musste ich mal wieder über meinen Schatten springen.

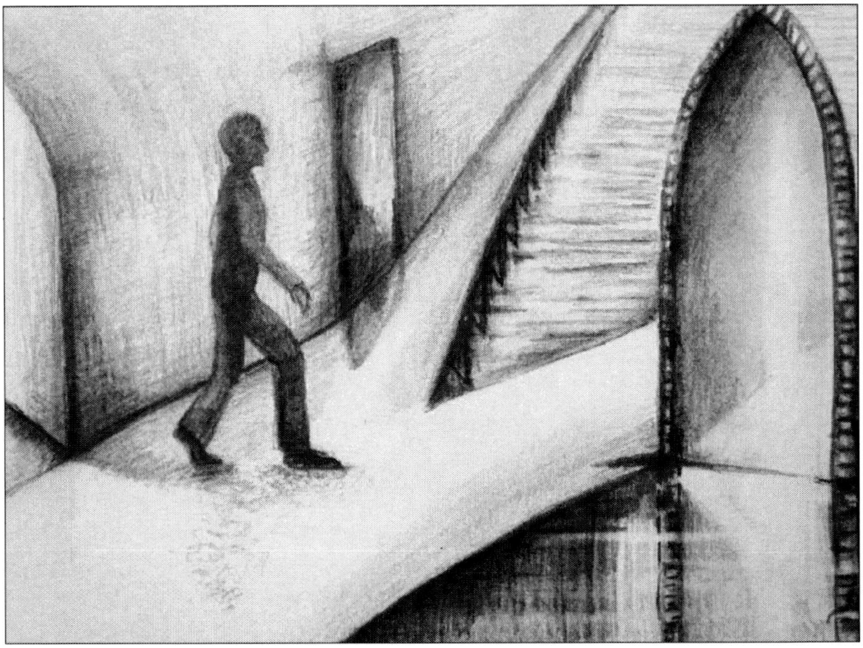

Weggabelung

Meine Frau, eine Fremdsprachenkorrespondentin, war schon seit 1995 arbeitslos, plötzlich hieß unsere Familie Bedarfsgemeinschaft, nur dass meine Frau das Hartz IV-Geld für uns erhielt und bei mir nichts auf das Konto kam. Die Sparkasse machte Druck: »Sie müssen sich Geld suchen, um vom Dispo runter zu kommen.« Geld suchen, so machen es die Banken vielleicht, aber das liegt doch nicht rum! Dann gab mir meine Frau 50 Euro monatlich, und so sind wir noch mit einem blauen Auge davon gekommen. Die Lage kann sich schnell ändern.

Doch ich versuche immer, irgendwas zu unternehmen, schaue dann nicht links und rechts. Einfach machen ohne langes Nachdenken,

Grübeln is nich mein Ding, weil ich gar keine großartigen Gefühle aufkommen lassen möchte. Ist besser so. Meine Frau kommt schwerer mit ihrer Arbeitslosigkeit klar, länger schlechtes Wetter kann sie gar nicht vertragen, ich muntere sie dann oft auf, schlage ihr vor, was wir machen könnten.

Bloß nicht grübeln, bloß sich nicht hängen lassen.

Vor fünf Jahren machte das Amt wieder Druck, wollte eine Betriebskostenrechnung nicht nachzahlen, wir haben drei Zimmer, 70 Quadratmeter Platte – zu teuer. Also hieß es: Untermieter nehmen oder Umzug. Jetzt wohnt unser Sohn bei uns, er ist 28 und wurstelt sich als Leiharbeiter durch.

Also wir kommen klar, leben jetzt einfach und bescheiden, und das geht gut.

Obwohl, hatte ick schon janz vajessen: 1998 hatte ick doch diese Magenjeschichte. Magendurchbruch, einfach so, oder nich?

Da ging es dem Fuhrpark schon nicht mehr so gut, und wir knüppelten rund um die Uhr, Schichten noch und nöcher. Erst fuhr ich Pakete aus, das Essen für Schulen und schließlich noch Zeitungen. Ich wollte ja nicht wieder auf der Straße stehen. Außer mal ein Kneifen im Bauch hatte ich nichts gespürt, und plötzlich bekam ich in der S-Bahn keine Luft mehr, ich musste raus, rief die Feuerwehr. Die mehrten dann noch so lange rum im Krankenhaus, nahmen mich nicht ernst, hielten mich für einen Simulanten. Erst nach dem Röntgen gab es Alarm und zack eine sofortige Operation. Magendurchbruch. Woran das lag? Da mache ich mir keine Gedanken, vielleicht Stress, das unregelmäßige Essen oder die Schattenspringerei, wat weeß ick! Ändert doch nüscht.

Durch meine Arbeit der letzten Jahrzehnte kann ich immer besser mich an die Situation anpassen. Möbel kaputt? – Detlev tischlert Neues. Radio im Eimer? – Detlev friemelt es wieder zusammen. Als ich noch einen Dienstwagen hatte, habe ich oft bei Umzügen geholfen. Was die Leute alles wegschmeißen! Da hatte so'n Typ doch seine Nähmaschine entsorgen wollen, weil da ein Teil fehlte. Hat er mir geschenkt. Wat soll ick sagen – Nähmaschine is jetzt heil, und Detlev flickt jetzt och selber die Sachen der Familie. Ich kann aus allem noch was machen, gerade trage ich z. B. noch einen Pullover aus DDR-Zeiten drunter. Finde ich gut so, der tut's doch noch.

Was mir immer wichtig war: gut und in Gesellschaft zu essen.

Das war schon eine Umstellung: im DDR-Betrieb gab es pünktlich und preiswert Kantinenessen, abends war die Familie gemeinsam am Tisch. Selber musste ich nicht kochen.

Jetzt essen wir abends warm zu Hause, dasselbe wie früher: Bouletten, mal ‘ne Bratwurst, Schnitzel, Mischgemüse, möglichst aus der Region, teilweise als Fertigprodukte und vor allem: Billig muss es sein. Ob Kartoffeln fest oder mehlig sind, ist mir egal, Hauptsache billig. Die Brötchen hole ich von Kaufland, die schmecken am ehesten wie Ost-Brötchen, haben nicht so viel Luft drin.

Kneipenbesuche gibt es nur noch zum Geburtstag, ist eben so.

Mittags esse ich mitgebrachte Stullen von zu Hause im Kindergarten. So was kennen die Kinder gar nicht. Fragte mich doch neulich ein Knirps: Onkel Detlev, was isst Du denn da?« Manchmal esse ich auch die Reste von den Kindern, wenn was übrig bleibt. Das macht mir nichts aus.

Nein, ich fühle mich nicht gedemütigt. Probleme überschatte, äh, überspiele ich, lasse mir nichts anmerken. Andere Leute machen Krach oder quengeln, aber ich lasse mich nicht davon beeinflussen.

Für die Zukunft wünsche ich mir vor allem, dass die Familie zusammen bleibt und jeder den anderen akzeptiert in seiner Situation. Außerdem soll immer genug Geld für Miete, Strom und Essen da sein, damit wir nie auf der Straße landen.

Was ich aber nicht in Ordnung finde, dass ich 1,50 Euro für dieselbe Arbeit bekomme, für die andere zwölf Euro bekommen. Die Gesetze müssten so sein, dass ein privater Kindergarten wie dieser, in dem ich arbeite, Leute für richtiges Geld anstellen kann. Gleicher Lohn für gleiche Arbeit, haben schon Marx, Lenin und Thälmann gefordert.

Na ja, ich habe mich arrangiert, bin hier und da hingelaufen, bin immer am Machen und Arbeiten. Ich habe nie Zeit, esse immer noch zu hastig. Kann mich so beschäftigen, dass ich gar nicht merke, dass ich eigentlich arbeitslos bin. Bei der Armee habe ich Gehorsam gelernt.

Und jelernt is jelernt.

Maik P.
38 Jahre

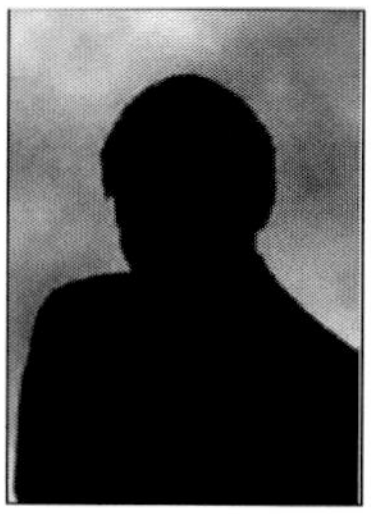

Welche Werte sind was wert?

Ich heiße Maik P. und bin am 08.09.72 in Niedersachsen, Wolfenbüttel, geboren.

Meine Kindheit ist nicht so normal verlaufen wie bei anderen, ich bin bei meinen Großeltern aufgewachsen. Meine Eltern haben mich mit 2 Jahren zu meinen Großeltern nach Langenhagen bei Hannover gegeben, weil sie mit mir überfordert waren.

Bei meinen Großeltern habe ich eine andere Kindheit genossen, denke ich mal, da habe ich Werte mitbekommen. Ich wurde dazu erzogen, dass man was leisten muss im Leben, um was zu erreichen, dass einem nichts in den Schoß gelegt wird. Meine Großeltern waren sehr speziell. Mein Großvater hat sehr viel Wert darauf gelegt, dass man ein anständiges Leben führt, mit Werten, dass man sich an Gesetze hält. Er hat selber sehr gut verdient, war Fuhrunternehmer mit mehreren Lkws, hat vier Grundstücke gehabt mit Häusern drauf, also uns ging es nicht schlecht. Meine Oma war im Büro.

Ich bin damals mit 16 zu meiner Tante nach Berlin- Tegel gezogen.

Hab meine Lehre abgeschlossen als Zimmermann und war dann ab 1992 für 2,5 Jahre beim Bund. Nach einem ½ Jahr Grundwehrdienst habe ich mich für 2 Jahre freiwillig verpflichtet. Ich hatte gedacht, OK das ist ein sicherer Job. Ich habe mich verpflichtet, weil ich gedacht habe, das wäre was Gutes und wird zudem gut bezahlt. In dieser Zeit dachte ich auch an Familiengründung. 1994 wurde meine Tochter geboren. Aber nach der Bundeswehrzeit waren wir so gut wie schon getrennt.

Die Leute, die sich damals mit mir verpflichtet haben für 2 Jahre, sind damals in den Kosovo gekommen, nach Mazedonien. Da war ich dann 8 Monate stationiert, und das war nicht so mein Ding. Das war nicht schön, was ich da so gesehen habe.

Die Deutschen waren da unten gewesen, um die Blauhelme zu beschützen. Der Krieg war schon vorbei, und die Besatzer kamen ins Land. Also, es waren nicht nur wir Deutschen, sondern auch die Alliierten. Das war halt nur so ein Krisenreaktionskampf der Bundeswehr für den Fall, dass da etwas passiert wäre. Das war also nur so ein Beschützerauftrag gewesen, weil die Blauhelme ja Lebensmittel reingeschafft haben für die Zivilen und Zelte und so etwas, eben Entwicklungshilfe geleistet haben. Und die haben wir beschützt. Also uns ist da nichts passiert. Aber Mazedonien ist ja so ein Berggebiet, wenn man dann in den Bergen sieht, dass es blinkt, weiß man ganz genau, dass das ein Scharfschütze von der Uceka ist. Das ist nicht unbedingt ein schönes Gefühl.

Die Kinder haben gehungert, die standen dann ständig vor unserer Kaserne und haben gebettelt, auch ältere Leute, das ganze Elend.

Ich hatte nicht mit so einer geballten Armut und so einem Elend gerechnet. Ich war damals zwanzig und hab das mit ganz anderen Augen gesehen als heute. Ich bin da ganz anders rangegangen. Aber es hat mich geprägt. Ich erinnere mich jedes Mal daran, wenn ich auf der Straße Leute sehe, die betteln. Dann kommen Bilder hoch. Wenn irgendwo jemand schreit, kommen Bilder hoch. Wenn Sirenen gehen, das ist schon unangenehm. Es ist nicht so, dass ich dadurch eingeschränkt bin, das nicht. Aber es gibt schon manchmal solche Momente, an denen ich denke, dass das nicht schön war, dass ich das erleben musste.

Das, was ich da gesehen habe, das waren nicht meine Werte gewesen. Das war nicht schön, das wollte ich nicht noch mal erleben. Deshalb habe ich mich auch nicht weiter verpflichtet.

Ich bin dann gleich nach Berlin zurück und habe Gott sei Dank auch gleich Arbeit gefunden. Zu der Zeit ging das ja noch mit der Arbeit.

Ich habe wieder bei meiner Tante gewohnt, aber nur für 4 Monate, dann habe ich mir eine eigene Wohnung gesucht und in einer Zimmerei und Dachdeckerei gearbeitet.

Zu meinen Eltern hatte ich nur unregelmäßigen Kontakt, vielleicht zweimal im Jahr zum Geburtstag, Feiertag, wie es so gerade hinhaute. Nach dem Tod meiner Großeltern gab es ums Erbe Streit, wie das so eben ist. Und da will ich mich raushalten, ich will da nichts.

Nach einigen Jahren als Zimmermann habe ich gemerkt, dass es nicht mehr so richtig hinhaut mit den Knien. Die Probleme habe ich seit der Kindheit. Und dann auf dem Bau als Zimmermann, das ist harte Arbeit. Die Beschwerden wurden immer schlimmer. Nach etlichen Untersuchungen haben die Ärzte dann festgestellt, dass mein Körper keine Gelenkflüssigkeit produziert, so dass ich immer, mein Leben lang damit Probleme haben werde. Eine Operation würde zwar helfen, ich würde aber nie ganz schmerzfrei sein. Ich hab mich dann so über die Zeit geschleppt und konnte nicht mehr arbeiten, wurde lange krankgeschrieben.

Ich hab dann gekündigt, weil es gar nicht mehr ging. Habe mich dann eine ganze Zeit so über Wasser gehalten. Erst mit Krankengeld, dann mit Arbeitslosengeld, dann mit Arbeitslosenhilfe.

Aber ich wollte arbeiten, konnte nicht einfach nur so rumsitzen.

Dann habe ich 2002 über das Arbeitsamt eine Umschulung zum Koch gemacht. Gelernt habe ich in Wilmersdorf, in einer deutschen Küche, und habe auch dort meinen zweiten Berufsabschluss gemacht. Das hat Spaß gemacht, und ich habe in der Zeit sehr viel gearbeitet.

2005 haben aber meine Knieprobleme mir so richtig zu schaffen gemacht. So, dass es dann auch gar nicht mehr in der Küche ging. Dann bin ich zum Arzt, und der meinte, dass man das nach dem heutigen Stand operieren könnte. Ein Kissen einbauen, das mit Gel gefüllt ist, damit ich nicht ganz so dolle Schmerzen habe. Darauf habe ich mich dann auch eingelassen, war 2005 für 3 Monate im Krankenhaus. Zu meinem Arbeitgeber hatte ich ein familiäres Verhältnis. Das war eigentlich ganz gut gewesen. Und wir haben dann in beiderseitigem Einverständnis gesagt, na gut OK es geht eben nicht mehr. Da habe ich dann auch gekündigt. Mein Arbeitgeber bot mir an, jederzeit wieder anfangen zu können, wenn es besser wird. Denn ich hab da gute Arbeit geleistet. Das war schon ganz gut gewesen.

Nach der Operation bin ich gleich zur Reha gekommen. Da war auch noch alles OK gewesen. Aber nach der Reha hat es dann genauso wie vorher geschmerzt. Und ich bin dann zu einem Arzt hingekommen, der mich kurz untersucht hat und mir dann gleich starke Schmerztabletten verschrieben hat. Die hatte ich dann regelmäßig zu nehmen. Das ging etwa 8 bis 10 Monate so. Neben den starken Schmerztabletten habe ich mir dann auch noch Schlaftabletten und Beruhigungstabletten geben lassen, wie Roripnol, Tramal u.a. Zwei Jahre lang habe ich mich mit starken Schmerztabletten über Wasser gehalten bis es nicht mehr ging. Ich war total am Ende und hab auch schon gemerkt, dass ich einen Entzug kriegte, wenn ich meine Tabletten nicht genommen habe. Ich war total abgestumpft. Ich hab meine Medikamente bekommen und war ständig im Jum gewesen. Also immer stand ich neben mir. Ich hatte keine sozialen Kontakte mehr, ich hatte kein normales Leben mehr gehabt. Mein Tag hat sich darauf beschränkt, dass ich aufstehe, dass ich meine Tabletten nehme, dass ich zum Arzt gehe, dass ich mir neue Tabletten hole. Die ganze Tablettensucht hat im Endeffekt mein ganzes Leben bestimmt. Ich bin total abgerutscht, da war nicht mehr viel mit Leben und Spaß daran haben. Ich hab mich selber ja gar nicht mehr mitgekriegt. Für mich war das normal gewesen. Ich bin morgens um 9 - 10 Uhr aufgestanden, hab 5 - 6 verschiedene Tabletten genommen, dann war's das für mich, dann war der Tag gelaufen. Hab nur das Nötigste gemacht, einkaufen, Ämtergänge, dann war's das für mich. Also ich hab mich zu Hause total abgekapselt. Dann habe ich den Arzt gewechselt. Der hat veranlasst, dass ich dann noch mal für 8 Wochen ins Krankenhaus gekommen bin, wo mir die Kissen entfernt und Gelpads reinoperiert wurden. Die Schmerzen wurden weniger und mir wurden keine Tabletten mehr verschrieben. Bin dann selber zu einem anderen Arzt gegangen, hab dem was vorgemacht, hab gesagt, ich hätte starke Schmerzen und könne nicht schlafen. Das hat der Arzt vielleicht zwei Monate mitgemacht und mich dann zu einer Drogenberatung geschickt. Für mich ist eine Welt zusammengebrochen. Ich dachte, das gibt es doch gar nicht. Ich hatte bis dahin nur von Alkoholsucht, Heroin und Kokain gehört. Hatte mit so etwas nie was zu tun gehabt und jetzt falle ich auf einmal auch in dieses Schema da rein. Ich hab mich von so etwas immer fern gehalten. Ja, und dann ist für mich, wie gesagt, eine Welt zusammengebrochen. Ich hab da einige Zeit gebraucht, um damit klar zu kommen, hab auch viele Gespräche geführt bei der Drogeninfo und hab mich dann entschlossen, 4 Monate Therapie zu machen. Das war 2008 gewesen. Anschließend hab ich dann noch eine ambulante Therapie über 10 Monate lang gemacht und wohnte danach in einer betreuten Nachsorge.

Seit 2006, seit ich aus dem Krankenhaus raus bin, kriege ich ALG II. Und so bin ich da halt reingerutscht.

Jetzt muss ich sehen, dass ich vorankomme, denn es muss ja weiter gehen, auch ohne Betreuung. Und ich denke mal, diese Maßnahme, an der ich jetzt teilnehme, das ist jetzt erstmal ein Schritt nach vorne für mich. Es hilft mir, wieder reinzukommen ins Arbeitsleben, wieder eine Tagesstruktur zu haben.

Also ich denke mal, wenn ich jetzt wieder 8 Stunden stehen müsste, würde ich schon wieder Probleme kriegen. An manchen Tagen ist es gut, da habe ich gar keine Schmerzen über Wochen, dann habe ich mal wieder Tage, an denen ich wirklich Schmerzen habe, an denen ich kaum die Treppen hoch komme. Seit diese Kissen da rausgenommen worden sind, ist es jetzt eigentlich O.K.

Was ich nach der MAE machen will, weiß ich noch nicht so richtig. Also arbeiten, keine Frage, in den nächsten 12 bis 18 Monaten auf jeden Fall, aber die Richtung ist noch offen. Also den Beruf Koch, den mache ich halt wirklich richtig gerne. Würde auch absolut gerne irgendwas in Verbindung mit Büro oder mit Jugendlichen machen. Und da nutze ich jetzt erstmal die Zeit in der MAE, dass ich Routine rein kriege, dass ich aufstehe morgens, dass ich meinen Verpflichtungen nachkomme auch wenn ich Schmerzen habe, vielleicht auch dass ich so im Nebeneffekt ein bisschen soziale Kontakte knüpfe. Mit einigen Leuten aus der Gruppe komme ich gut klar, vielleicht entwickelt sich da was draus, mal schauen. Also ich bin da nicht abgeneigt von. Natürlich habe ich noch meine Defizite, gar keine Frage, denn diese 3 - 4 Jahre sind nicht so spurlos an mir vorbei gegangen.

Natürlich kommt man auch mit 180 bis 190 € mehr besser über die Runden.

Und heute, wenn ich darüber nachdenke, hab ich wieder Spaß am Leben. Ich freue mich über den Sonnenschein, ich freue mich, wenn die Vögel zwitschern, ich bin froh, wenn ich morgens die Augen aufmachen. Ich habe keine Schmerzen, muss keine Tabletten nehmen und bin froh, dass das jetzt alles wieder so hinhaut, dass ich wieder Bekannte habe, Freunde habe, dass ich eingeladen werde zum Geburtstag, dass ich den Tag genießen kann, dass ich sagen kann, OK ich stehe auf, ich mache jetzt wieder was für mich. Ich gehe zur Arbeit wie tausende von Bundesbürgern auch und habe das Gefühl, wieder ein Teil der Gesellschaft zu sein. Zwar auch mit dem Beigeschmack zweiter Klasse, aber eben auch mal wieder Teil der Gesellschaft.

Also für mich, denke ich mal, hat die MAE schon einen Sinn. Schon alleine die Betreuung der MAE, finde ich super. Dass man da nicht so abgestempelt wird, du hast jetzt ne MAE und du machst das jetzt und alles Andere fällt hinten raus. Dass dieses Menschliche hier noch dabei ist.

Man kriegt auch das Gefühl, dass es einen anderen interessiert, was man macht, warum man nicht kommt. Das finde ich für mich persönlich wirklich gut. Wenn ich eine Aufgabe kriege, dann versuche ich, die auch bestmöglich zu erfüllen. Natürlich versuche ich, da regelmäßig und pünktlich hinzukommen. Klar, gelingt mir das manchmal nicht, ist ja ganz klar. Nur so im Großen und Ganzen denke ich, wenn auch alles im Privaten läuft, dass ich dann auch ziemlich zuverlässig bin. Und ich denke, dass das ein ganz gutes Projekt ist, was hier jetzt so gestartet wird.

Die Beschäftigung mit den Sinnen macht mir Spaß. Etwas Besseres hätte mir gar nicht passieren können.

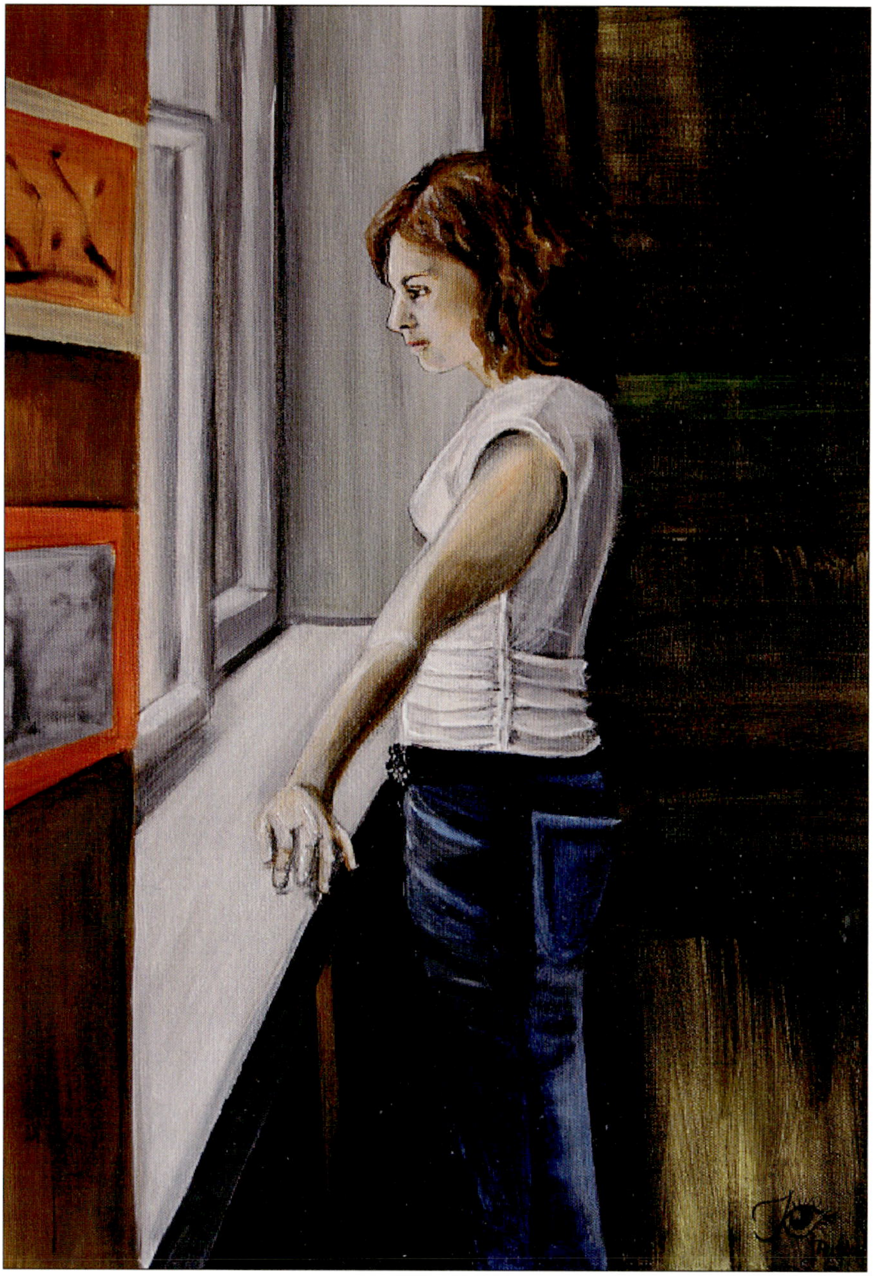

Sehnsucht

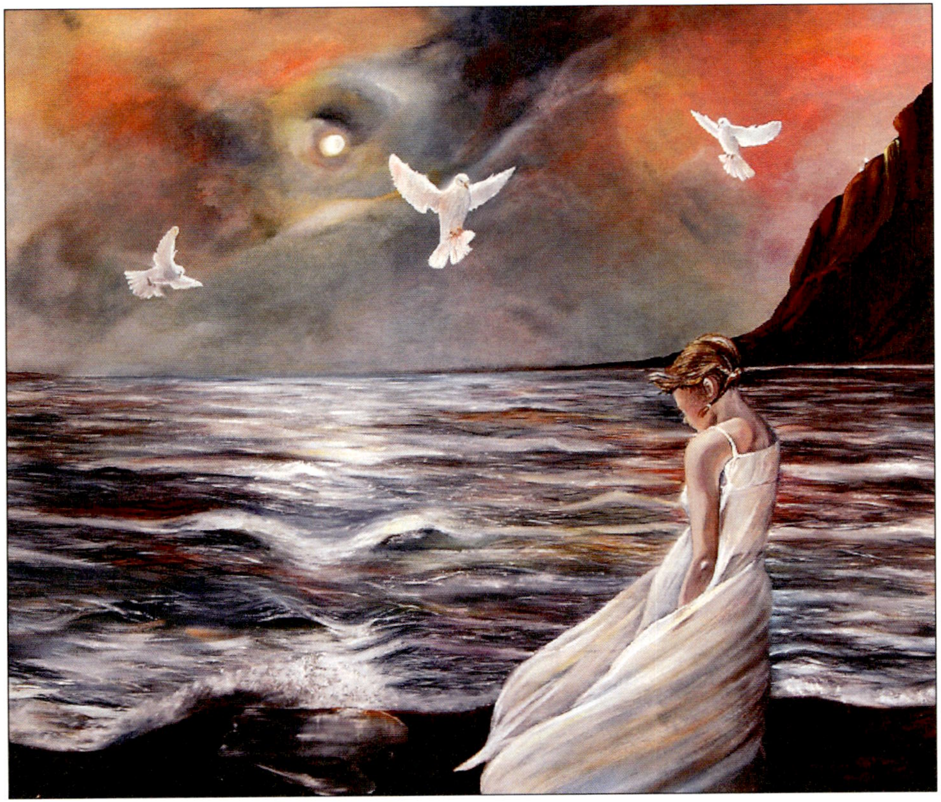

Zwischen Himmel und Erde

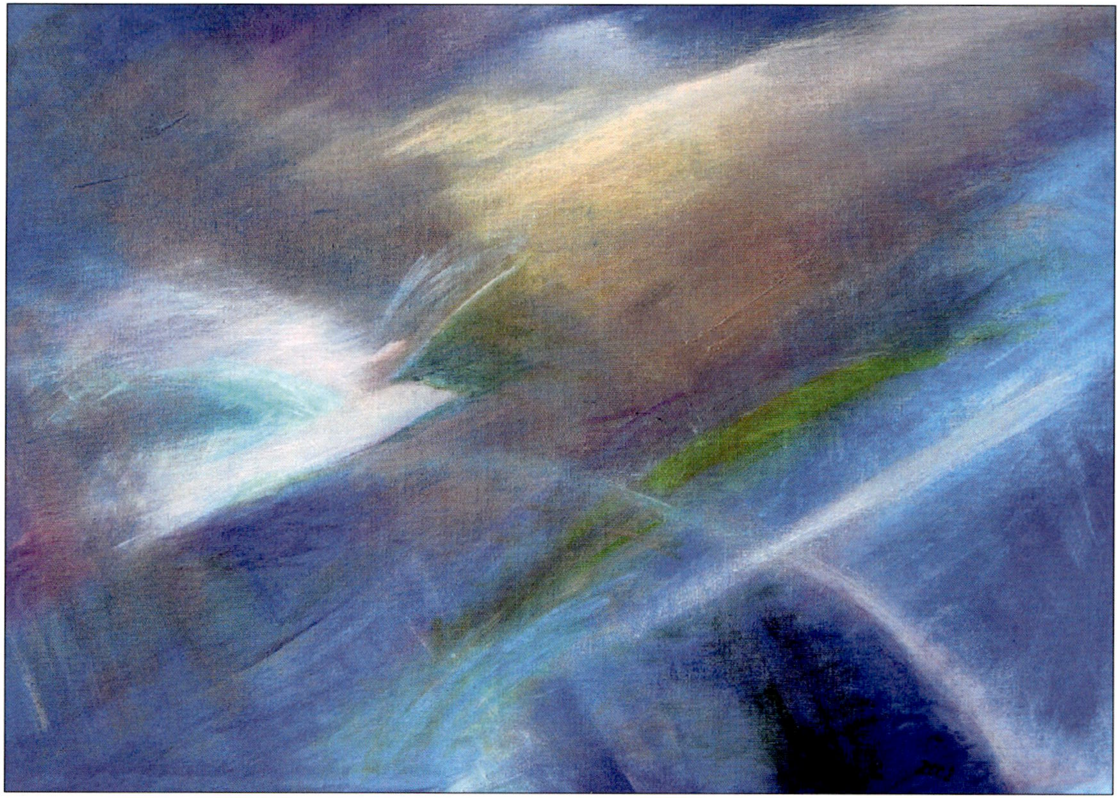

Freedom

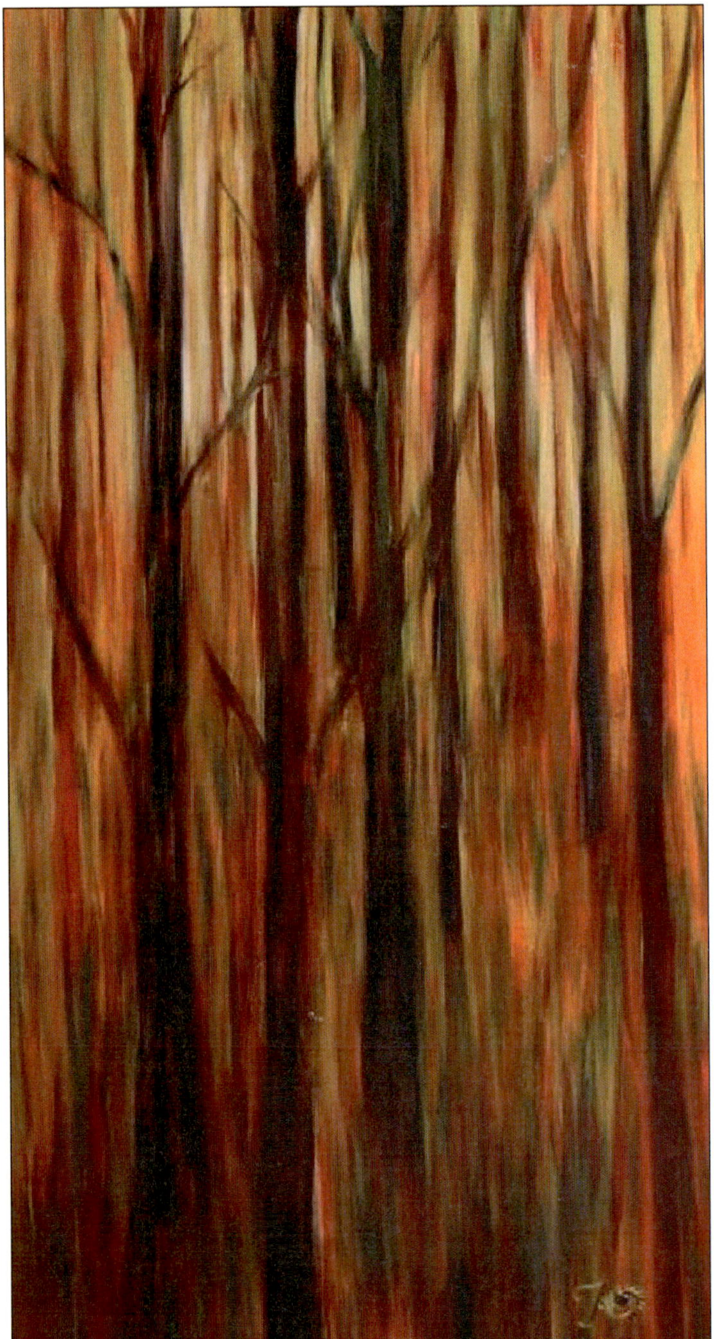

Herbstwald

Marion Jentsch
49 Jahre

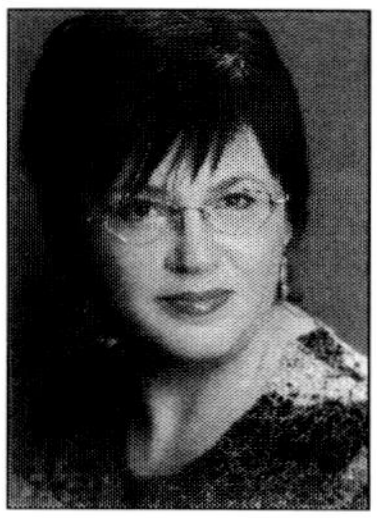

Schrei-bend Schweigen überwinden

Was ist bloß los? Da liege ich benommen in einem fremden Bett, matt wabert es in meinem Kopf: »Was machst Du hier? Wie konnte mir denn das passieren?« Nach der Operation in der Charitè kann ich mich wegen der ganzen Schläuche kaum rühren und finde inmitten fremder Frauen langsam ganz aus der Narkose. Der erste Gedanke: »Jetzt hängst Du in jeder Hinsicht am Tropf. Tolles Datum dafür, 11. September.«

45 Jahre, bis zum 11. September 2005 waren wir beieinander, und nun liegt dieses mir so wichtige Körperteil ausrangiert im Krankenhausmüll, ausgedient, kaputt, zuvor den Gesamtorganismus gefährdend. Und nur wegen Letzterem hatte ich schweren Herzens der Operation zugestimmt. Ein paar Tage war ich Patient.

Vor fünf Jahren kannte ich das Wort noch nicht: abgewrackt. Aber das war das Organ, dem ich drei gesunde tolle Kinder verdanke und mich nun weniger als Frau fühlte: abgewrackt ohne Abwrackprämie.

Anders als z. B. amputierte Finger war nichts zu sehen, weder vorher noch nachher. Es hatte alles einfach nur funktioniert und war da.

Was aber in einem Organismus nicht mehr funktioniert und nur noch Kosten und Aufwand zur Erhaltung verursacht, und zudem auch nicht mehr gebraucht wird, fliegt raus. Und was am meisten geleistet hatte, war am ehesten hinüber.

Die Operation war wie ein Sinnbild: Leistung zählt nicht, nur Überleben.

Als mich vor dem Eingriff ein Arzt mit den Worten trösten wollte: »Aber Sie wollen in Ihrem Alter doch wohl keine Kinder mehr oder?« hätte ich am liebsten entgegnet: »Wollen Sie denn noch welche? Wenn nicht – Sack ab.« Was für ein Argument!

Und wenn Du ganz und gar nicht mehr funktionierst und nicht gebraucht wirst? Weg mit Dir.

Genauso ging es mir 2005: nach Dutzenden Bewerbungen trotz vielfacher Qualifikationen noch arbeitslos, abgestoßen, rausgeflogen. Und lag ich nicht auch inzwischen auf dem Müll der Gesellschaft? Ich erlebte mich nur noch als Kostenfaktor, durch Politik und Medien. Es ging nicht darum, was Du bist, sondern was Du kostest.

Zahlen haben die absolute Macht, und wer nicht zahlen kann, ist machtlos.

In einem anderen System, das es hier nicht mehr gibt, hatte ich aus Mangel an einem Wunsch-Studienplatz einst Volkswirtschaft studiert, die es auch nicht mehr gibt. Zum Glück konnte ich aber noch Seiteneinsteigerin im Journalismus werden, was seit meinem 12. Lebensjahr mein größter Wunsch war. Sprache als Mittel zur Verständigung mit anderen Menschen, Themen, Ländern, ja Epochen zum Beruf zu haben, schien mir das größte, sinnvollste und interessanteste Abenteuer zu sein.

Sprache war Verbindung, und mehrere Sprachen zu kennen, bedeutet noch mehr Verbindung zu haben, also lernte ich Russisch, Bulgarisch, Englisch. Später kam noch Parteichinesisch und Amtsdeutsch hinzu.

Sprache ist ein Band, also sprich. Vielleicht hört Dich jemand und versteht Dich.

Schon mit acht Jahren plapperte ich vor mich hin, wenn ich bis zu zwei Tagen Stubenarrest hatte und nur mit den Gestalten in den Büchern reden konnte, die in dem Arrestzimmer standen. »Die Elenden« von Victor Hugo, 1.100 Seiten in zwei Bänden, hatte ich in drei Tagen durch. Stubenarrest war toll, keine Schläge, viel Zeit zum Denken und Lesen. Selbst den Essenentzug konnte ich über Bücher zeitweilig vergessen. Als meine Erzeuger das merkten, sperrten sie mich einmal über Nacht in den dunklen Schweinestall, wo ich im stinkenden Matsch mit den Schweinen vor Angst um die Wette schrie. Auch das machte solidarisch. Mit den anderen armen Schweinen.

Ich lernte auch, stumm im Geist zu reden, auch mit den Mustern auf der Tapete oder einer wehenden Gardine.

Einmal war ich eine Woche mit Brot und Nachttopf eingeschlossen worden und brüllte, bis mich ein Polizist aus dem Fenster holte.

Plappern, Rufen, Schreien – sich äußern hilft. Dachte ich. Normales Miteinander Reden kannte ich als Kind nicht. Zuhause sprach die Faust, und in der Schule hatten Lehrer das Sagen. Es war aber klar: auch diese Zeit geht vorüber, schon mit zwölf Jahren stand mein Berufswunsch fest: Journalistin.

Mit 25 Jahren war ich schließlich Redakteurin bei der Berliner Zeitung, gut wurde die Arbeit erst nach 1989, vor allem als das Leben zwischen zwei festgefahrenen Systemen steckte und es so schien, als würden neue Lösungen für die Gesellschaft gesucht.

In dieser Zeit lernte ich, stilsicher und faktengenau zu schreiben, natürlich auch schnell. Das Schöne an der Arbeit war, dass ich vor allem lernte, anderen Menschen eine Stimme zu geben, die üblicherweise nicht gehört werden: ein Feuerwehrmann, die älteste Klavierlehrerin, der fleißigste Blutspender, der erste farbige Pfarrer in Berlin. Porträts waren mein Steckenpferd. Und Nachrufe. Texte auch als Verbindung zu Verstorbenen.

Mitte der 90er Jahre stand ich mit drei kleinen Kindern allein da und wechselte daher in die Berlin-Werbung, damit ich ab Nachmittag vor allem Mutter sein konnte. Nun lernte ich Sprache als etwas kennen, was vor allem Eindruck schinden und elitär sein sollte. Die Werbetexte strotzten vor Anglizismen und Wichtigtuerei, in Beratungen, die französisch »Jour Fixe« hießen, wurde »angedacht«, »in die Pipeline gebracht« und manchmal eine »Message« entsendet. Je weniger Substanz, desto mehr Worthülse. Es war die Sprache der Gesellschafter, Vorstände und Sponsoren, nicht der Berliner. Und nicht meine. Aber um Menschen ging es auch nicht, höchstens um Zielgruppen, so genannte Multiplikatoren oder Testimonials, also Versuchsballons. Vor allem aber ging es um Investoren, also um sehr viel Geld. Zum Glück war ich überwiegend mit Berlin-Werbung in Osteuropa betraut, das funktionierte noch anders als in Berlin.

Nach acht Jahren war die nächste Sprachstation Pressesprecherin einer Sozialministerin in einem anderen Bundesland. Dort begegneten mir Worte als Mittel der Verschleierung, Fachsimpelei und eines Politquarks, der mir aus stalinistischen Zeiten bekannt vorkam und ich dies aber dummerweise für überwunden hielt. In dieser Zeit begannen die Hartz-IV-Gesetze, die häppchenweise in unverständliche Wortungetüme gefasst, in fachtümelnde Schachtelsätze gepresst, wegen politischer Absicherungen in nichtssagende spastische Textsteine namens Presseinformationen gelähmt wurden. Meine Formulierungsvorschläge hatten keine Chance. Ich erlebte Sprache als Vermeidung von Verständigung.

So hieß es: »Wir sagen niemals das Wort Behinderte, sondern Versehrte.«

Im Herbst 2003 demonstrierten Behinderte, also Versehrte im Rollstuhl vor dem Sozial«mysterium« gegen die drohenden Hartz- und Pflegegesetze. Sie waren oft aus entlegenen Regionen des Bundeslandes dafür angereist. Meine Vorgesetzte sah nur aus dem Fenster auf die Leute herab: »Was wollen die denn? Denen geht es doch noch viel zu gut.«

Mir war plötzlich speiübel. Den Job nicht riskieren wollend – immerhin war ich mit zwei Töchtern wenige Monate zuvor extra umgezogen – entgegnete ich nichts. Doch der Körper ist manchmal schlauer als der Geist. Die Übelkeit wurde Brechreiz. Fast hätte ich das Frühstück ins hoheitliche Büro der Regierung geschleudert. (Seitdem habe ich ein Bild für den Satz, dass Politik oft einfach nur zum Kotzen ist.).

Bald danach war ich arbeitslos, ein Bauernopfer, wie der Arbeitsrichter später meinte.

An meinem 44. Geburtstag begann mein erster Kontakt mit dem Arbeitsamt, indem eine Mitarbeiterin in meinen Ausweis sah und bemerkte: »Herzlichen Glückwunsch.« Nun war ich eine Nummer von Amts wegen.

Von da an ging es bergab mit mir. Sprachlich sowieso.

Worte erlebte ich zunehmend als Ausdruck von Macht, dem Ausüben von Druck und entsprechender Abwehr.

Bedarfsgemeinschaft – Haushaltsvorstand (warum nicht Aufsichtsrat?) – Mitwirkungspflicht bestimmten das Vokabular. Manchmal war ich ratlos, ja fühlte mich zu dämlich, die Berechnungen zu verstehen. Aber vielleicht war auch das Absicht? Ich wurde grundmisstrauisch.

In den Zeitungen sprangen mir Wörter wie Nullwachstum (Was ist das? Wächst da die Null?) oder Kurzarbeit (Da geht man nicht kurz arbeiten, sondern gar nicht, bekommt aber Geld) entgegen. Die schön gerechneten Arbeitslosenstatistiken und der Umstand, dass man für Krieg andere verharmlosende und umschreibende Wörter benutzte, führte schließlich dazu, dass ich längere Zeit keine Zeitung mehr las.

Ich manövrierte mich immer mehr in die Schweige- und Isolationsecke und hatte auch keine Menschen zum Reden in dieser fremden Stadt Norddeutschlands. Meine Kinder wollte ich nicht belasten und schwieg auch bei ihnen. Sie litten sehr darunter, was mir noch heute Leid tut. Zumindest beschlossen wir gemeinsam, wieder nach Berlin umzuziehen. War ich früher nicht auf den Mund gefallen, wusste ich nun oft nicht mehr das Einfachste zu sagen. Z. B. wenn der Bäcker hinterher rief: »Schönen Feierabend.« »Danke, hätte ich gern.« Oder ein Bekannter fragte: »Wie geht es?« »Danke gut.«-Lügen machten mir nun auch nichts mehr aus. »Wie läuft's mit der Arbeit?« Ich habe mir verschiedene Antworten zurechtgelegt, aber viele Gespräche endeten mit blöden Ratschlägen, die auch nur Schläge waren. »Du mit Deinen

Talenten findest schon was.« »Gehe doch putzen.« »Gehe doch ins Ausland.« Meist habe ich alle diese Kontakte abgebrochen, weil irgendwann die Kraft fehlte zum Rechtfertigen und souverän Parieren.

Zeitweilig habe ich Würste gegrillt und so genannte Callcenter-Dienste erledigt, Verträge bekam ich aber keine. Es hieß oft, zu alt, zu überqualifiziert, oder der Verdacht stand im Raum, dass ich undercover als Journalistin recherchiere. Auf der Arbeitssuche bin ich auch vielen Kriminellen begegnet, worauf ich aber nicht näher eingehen möchte. Da kann man erleben, dass Sprachvermögen die Eingangstür dafür ist, andere übers Ohr zu hauen.

Sprache als Missbrauch.

Nach all dem musste ich mich zunehmend überwinden, überhaupt noch etwas zu sagen.

Bis Ende 2005. Da erschreckte mich früh ein Arzt mit der ungewohnten Frage: »Wie geht es Ihnen?« Meinerseits Heulen, mehr ging nicht. Wie soll es einem schon gehen: amputiert, frustriert und abserviert, gebettet in einem lächerlichen hinten offenen Hemdchen, um mich rum ein Dutzend Studenten und einen Chefarzt, der nun bohrt: »Was ist denn das Schlimmste?« Keine Arbeit, kein Geld, keinen Menschen an meiner Seite, auf den ich mich stützen kann.

Der weiße Kitteltross entfernte sich, nachdem der Arzt riet: »Aber wozu brauchen Sie Arbeit. Das ist typisch für Ostfrauen. Suchen Sie sich lieber einen wohlhabenden Mann, dann haben Sie alles.«

Aha. Seitdem sagte ich gar nichts mehr und wollte auch mein Grübeln ausschalten, mich ablenken. Da fing ich an, Zahlenrätsel in den rumliegenden Zeitschriften zu lösen, Sudokus. Man kann richtig süchtig danach werden, auf neun Feldern die Lücken richtig auszufüllen. Der Spaß bestand in der Logik und darin, um die Ecke zu denken, sich anzustrengen, sich zu unterhalten ohne reden zu müssen und demzufolge auch keine verletzenden Antworten zu ernten. Außerdem kostete es nichts und war nicht gesundheitsgefährdend. Schon das zusammen ist selten.

Ich verbrachte Stunden damit und begann, innerlich mit den Zahlen zu plappern. Wie früher in der Isolation der Kinderzeit. Vielleicht brauchten die Zahlen auch eine Stimme und konnten sich nicht wehren. Vielleicht ist das auch der Anfang davon, verrückt zu werden?

Und wenn schon: Ver-Rückt hat mich das Leben, dann werde ich auch mal ver-rücken, so das Denken über Zahlen. Da hatte ich die Idee und schrieb nach Jahren meinen ersten Text: »Die Neurosen der Zahlen.« In zwei Stunden war ich fertig, wie bei meinen besten Texten aus Redakteurszeiten. Es fühlte sich an wie Leben einhauchen, wo

Lebendigkeit fehlt. Wie mit sich selbst reden und bei sich sein. Wie sprechen und schweigen zugleich. Das war nun kein Gegensatz mehr. Es waren zwei Seiten derselben Medaille. Einfach nur schön.

Die Neurosen der Zahlen

Die Zahlen von 0 bis 9 waren krank, und das war kein Wunder: Sie waren von den Menschen überfordert, den Politikern missbraucht, den Medien fehl gedeutet und oft ignoriert. Die Schüler konnten trotz jahrelangen Umgangs mit ihnen kaum bis **3** zählen, auf den Konten der einfachen Leute wurden die Zahlen immer öfter mit einem vorangehenden Minus »-« entwertet. Den Zahlen auf dem Wetter-Thermometer wurde kein Glauben geschenkt: es galt die gefühlte Temperatur. Inflation und Verteuerungen wurden öffentlich geleugnet. Irrationale Begriffe wie **Null-** und Minuswachstum geisterten in den Gazetten des Landes herum, während sich Manager gern mit ein paar zusätzlichen Nullen an ihren Gagen beschenkten.

So war das alles nicht gedacht. Diese äußeren Umstände machten krank. Die Zahlen konnten ihr Umfeld nicht ändern, aber vielleicht sich selbst stärken und besser gegen Widrigkeiten des Lebens wappnen. So beschlossen sie, sich zu einer Aussprache zu treffen. 0 bis 9 wollten sich in Ruhe überlegen, was sie für sich selbst tun konnten. Zunächst sollte jeder seine Gefühle beschreiben.

»Ich kann nicht mehr«, brach die **0** das anfängliche Schweigen in ungewohnter Runde. »Allein bin ich nichts, nur wenn ich hinter allen anderen Zahlen stehe.« Sie hatte wenig Selbstbewusstsein. »Wenn ich doch wenigstens nicht so dick wäre«, seufzte sie und schielte neidisch auf die Wespentaille der **8**.

Die **8** hatte solch ein Problem nicht, sie bildete sich sogar etwas darauf ein, dass die **Acht**erbahn nach ihr benannt worden war. »**Acht**loser Umgang« mit etwas galt immer noch bei vielen Menschen als verwerflich. Ohne diese Zahl ging es nicht. Aber das war der **8** mit ihrer Figur nicht genug Anerkennung, und sie wusste nun nicht mehr, wo sie noch abnehmen sollte.

Die **3** glaubte indes, sie sei nur ein halbe **8**. Nach dem Motto »Glück allein kann nicht sein.« suchte sie immer nach der anderen Hälfte, um sich vollständig zu fühlen. Zwar hieß es früher: »Alle guten Dinge sind **3**«, aber die Leute heirateten trotzdem ein **viertes** oder **fünftes** Mal, und die **3** in der **13** galt gar als Unglückszahl.

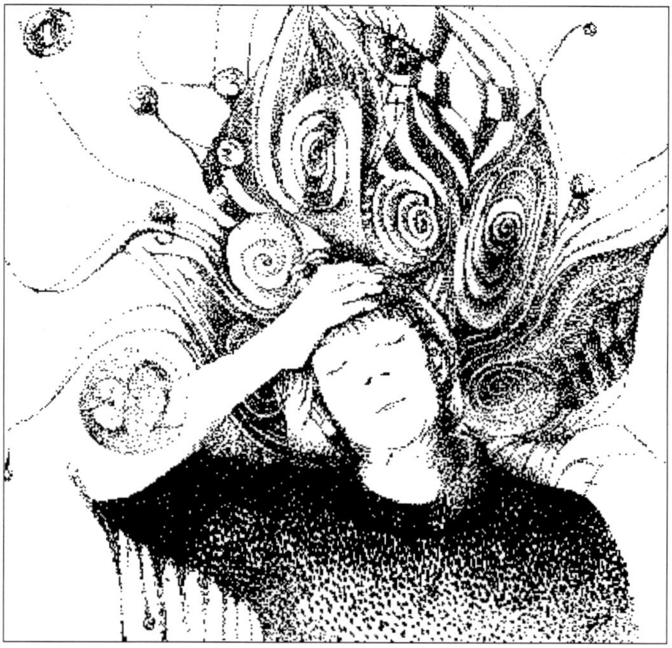

Gedanken zu den Zahlen

Und so ging das weiter die Runde durch:

Die **7** brachte zwar anderen Glück, aber wenn doch einmal nicht, legte sich die **7** doppelt ins Zeug, damit der Glaube daran hielt. Sie hatte inzwischen ein Helfersyndrom und war infolge dessen irgendwie ausgebrannt. Bei der ständigen Hetzerei hatte sie sogar schon ihren Gürtel verloren, der sie einst wie ein kleiner Querbalken schmückte.

Die **1** hatte die Nase voll davon, immer das Ziel der Streber zu sein und war ständig verschnupft und hustete, denn vorn bläst ein scharfer Wind. Es kann zudem sehr traurig machen, immer **Erster** zu sein. **Ein**same Spitze heißt oft: **ein**sam sein.

»Wenn man mich sieht, denken die meisten nur das eine«, schluchzte die **6**, die sich oft benutzt fühlte. »Keiner versteht mich«, schniefte sie. »Ach was, ich schon«, sagte die **9** und rückte scheinbar tröstend näher an die **6**. Die **9** war es schon lange leid, als **99** nach dem Komma den Leuten niedrige Preise vorgaukeln zu müssen. Vielleicht war sie als Begleitung für die **6** besser dran, überlegte sie.

Ein besonders schwieriger Fall schien die **2** zu sein. Sie hatte das »Aber« gepachtet und immer Einwendungen vorzubringen, die oft von ihr ablenkten. Schließlich hatte jede Medaille – wie fast alles andere auch – zwei Seiten. **Ein**erseits, anderseits, ying und yang, kling und klang. Zu Lösungen konnte es bei dem oft endlosen Abwägen so nur schwer kommen, weil die **2** die Schuld außerdem immer bei den anderen, vor allem den Paaren suchte. Die **2** litt aber unter ihrer Entscheidungsschwäche, dem ständigen Abwägen und Abwarten, was die anderen tun. (deshalb heißt es übrigens auch **verzweifeln und nicht verfünfteln**.)

Die **5** fühlte sich gebrandmarkt: in der Schule, als **5**. Rad am Wagen. Vorgeblich hässliche Menschen wurden gern mit »Gesichts**fünf**« tituliert.

Schließlich blieb nur noch eine Zahl übrig, die ruhig und scheinbar gelöst auf ihren **4** Buchstaben saß, sie hatte höchstens mal Fragen an die anderen gestellt.

»Warum sind Sie denn hier?« wunderten sich die anderen über das Ausbleiben eines eigenen Klageliedes. »Oh«, war die Antwort. »Ich bin die Therapeutin ...«

Nach etlichen Stunden Beratung und dem Auffangen von Tränen angesichts eigener Grenzen und Verletzungen, fassten die Zahlen für sich folgende Gedanken zusammen:

Bevor man am **0**-Wachstum
1sam
ver**2**felt,
soll man es sich **3** Mal überlegen,
ob man die Probleme nicht **4**teln
und in kleinen Schritten lösen kann.
Manchmal tut es gut, alle **5**e grade sein zu lassen
und sich in **6**ischer Gelassenheit zu üben.
Oft fehlt es am **7**. Sinn,
rechtzeitig und ausreichend auf sich **8** zu geben.

Wir sollten uns besser **9** Rosen schenken
als sich mit Neurosen die Seele auszurenken.

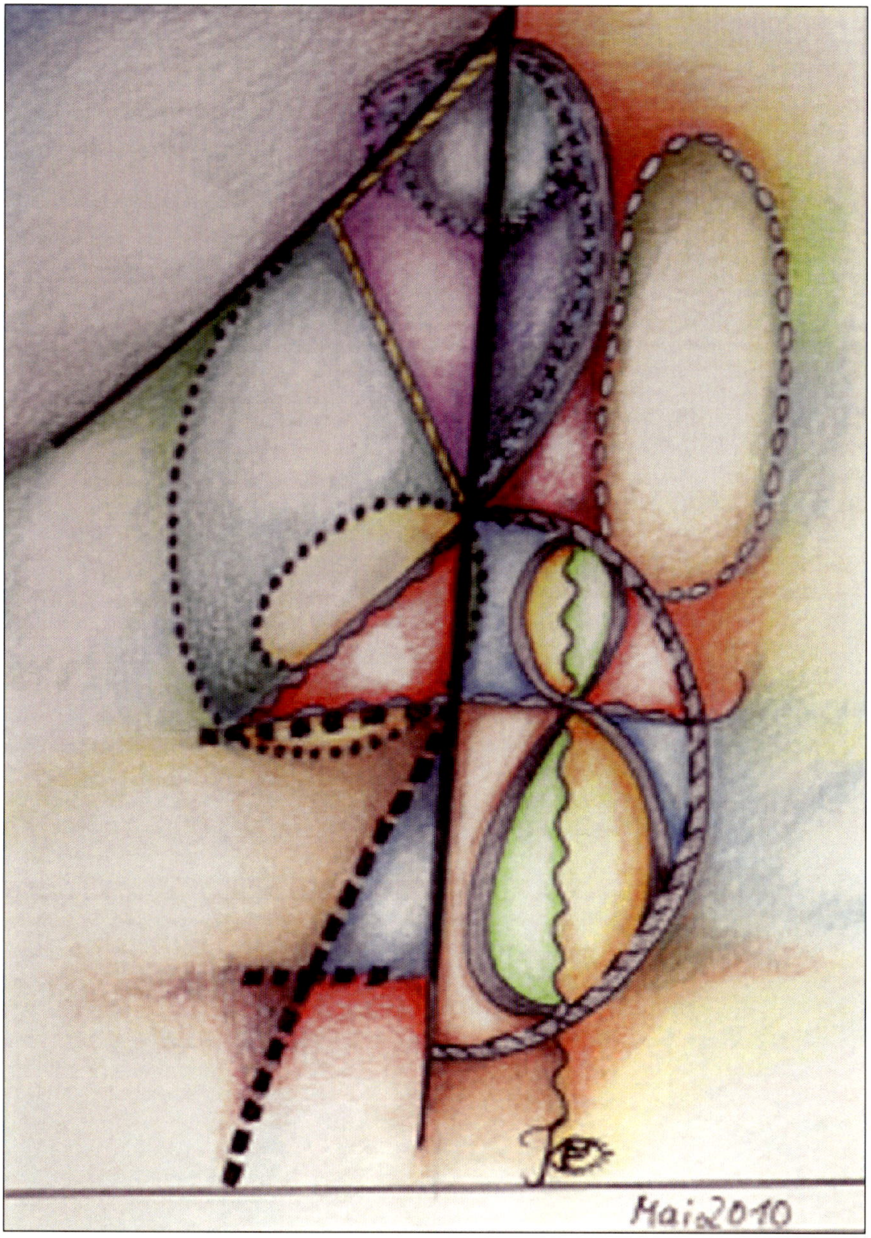

Zusammenhalt der Zahlen

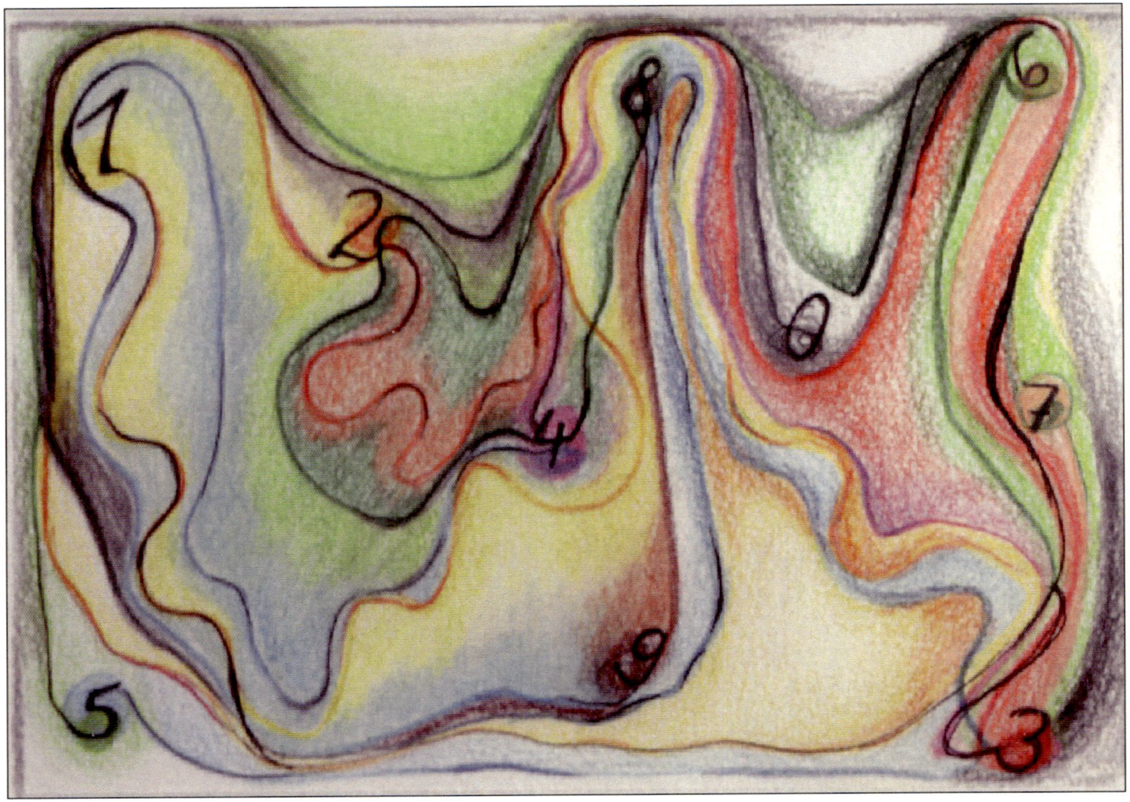

Misthaufen

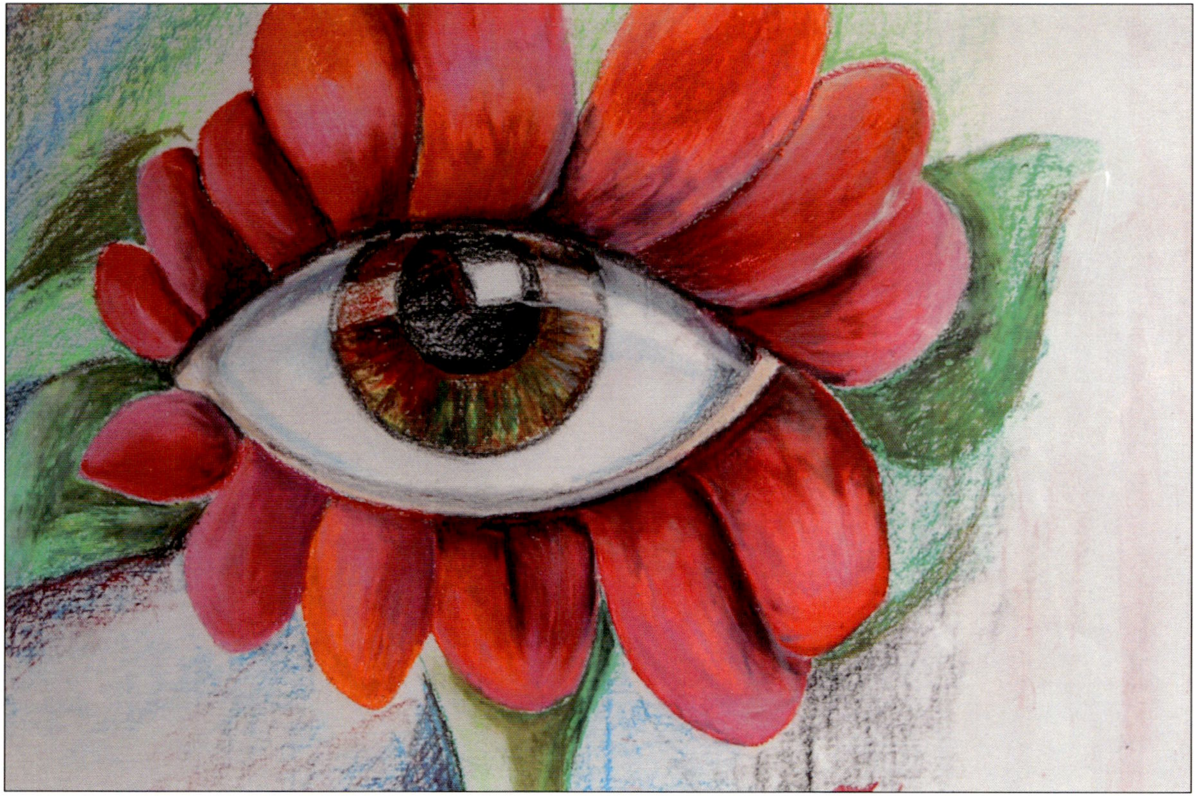

Blumige Aussicht

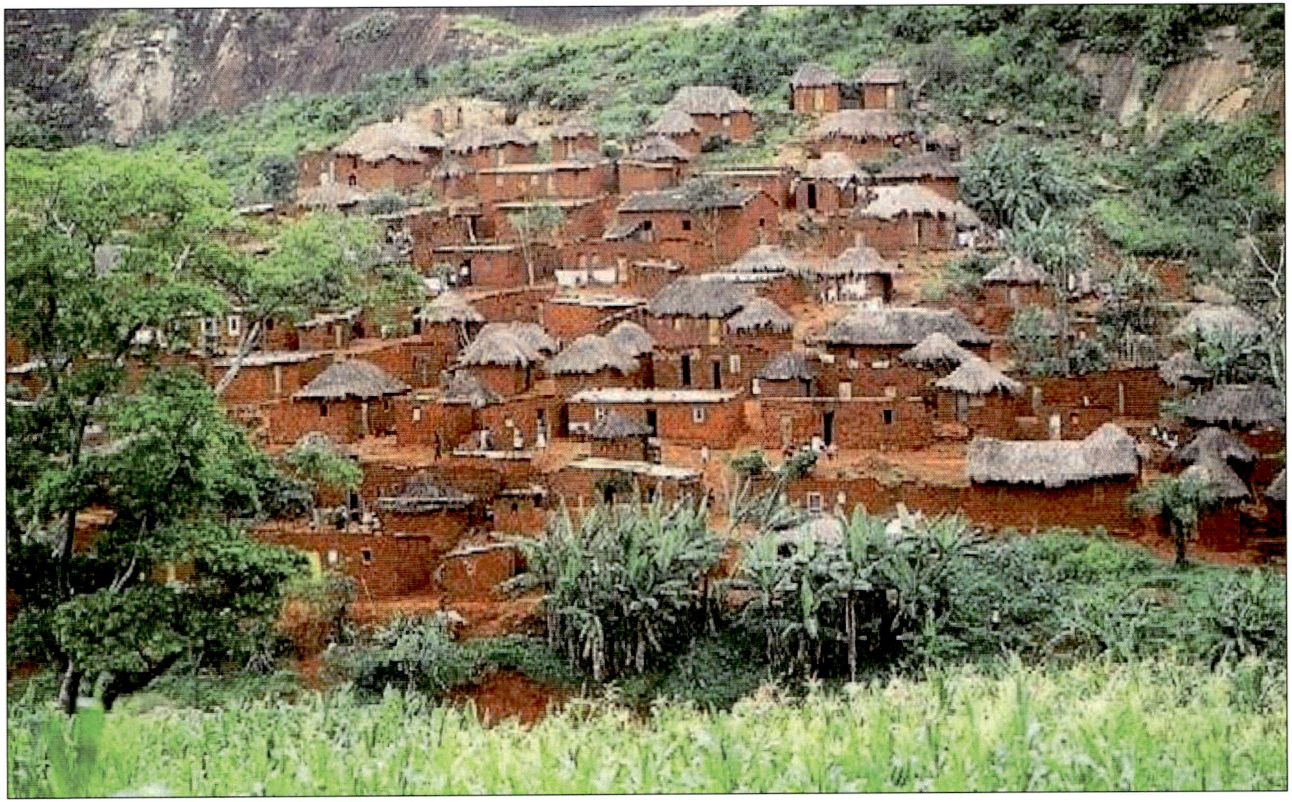

Dorf in Angola

Beatriz Avias
44 Jahre

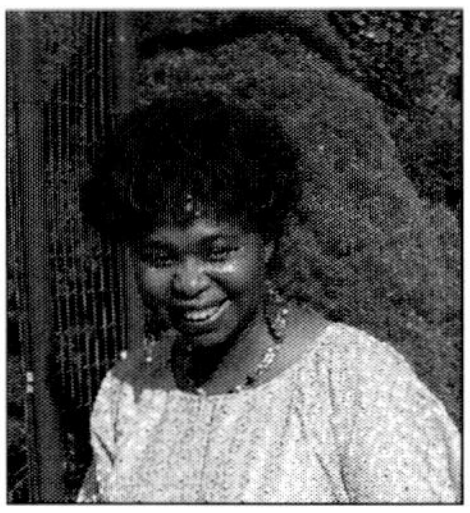

Arbeit als Lockmittel

1985: Angola befindet sich seit 10 Jahren im Bürgerkrieg Die DDR bietet Angola humanitäre Hilfe an

Mit 18 Jahren bin ich in die DDR gekommen. Ich freute mich darauf, die deutsche Sprache und die deutsche Kultur kennen zu lernen und in der DDR eine gute Ausbildung zu bekommen, ein deutsches Handwerk zu erlernen. Wenn ich dann nach Angola zurückkehre, dachte ich, hätte ich attraktive berufliche Chancen.

Dann kam alles anders.

1985-1988 Arbeit in einer thüringischen Spinnerei Die Ausbildung heißt: Lerne hart arbeiten

Wir haben in 3 Schichten gearbeitet. Hart gearbeitet, immer im Stehen. Die Früh- und die Spätschicht machten mir nichts aus. Aber mit der Nachtschicht kam ich nie klar. Ich war zu schwach, und mir fehlte die Kraft. Wir wurden nach Leistung bezahlt. Ich bekam nie viel Geld, weil ich nach einer Nachtschicht oft krank wurde. Arbeiten von 19:00 Uhr bis 5:00 Uhr hielt ich körperlich einfach nicht durch. Und diese Arbeit war auch nicht das, was ich mir vorgestellt hatte. Ich war jung, hatte Pläne und wollte einen richtigen Beruf lernen. Aber von einer Ausbildung war keine Rede. Die Ausbildung bestand allein in dem Erlernen der Fähigkeit, hart zu arbeiten und einfachste Handgriffe zu erledigen. Das hat mir keinen Spaß gemacht, ich habe nur gearbeitet, weil ich musste. Aber nur für Geld zu arbeiten, war mir nicht wichtig und machte mich unglücklich. Meine Chefs merkten das. Gewöhnlich wurden Leute, die oft krank wurden, wieder nach Hause geschickt. Ich aber blieb.

Untergebracht war ich in einem Internat, 2 bis 4 Frauen teilten sich ein Zimmer. Ich konnte gut schreiben, lesen, konnte englisch, und habe angefangen zu übersetzen und anderen zu helfen. Da war ich gut. Und im Organisieren. Das schätzten auch meine Betreuer. Deswegen wurde ich wohl nicht nach Hause geschickt.

Aus Liebe zu einem Mann nicht nach Angola zurückgekehrt.

1988 habe ich in Gera einen angolanischen Mann kennen gelernt. Es war die große Liebe. Für ihn bin ich nach Leipzig gezogen, habe wieder in einem Internat gelebt, und dort zwei Jahre lang als Konfektionärin beim VEB Elguwa gearbeitet. Aber mein Wunsch nach Ausbildung blieb ungebrochen. So habe ich bei der Volkshochschule begonnen, mein Abitur nachzuholen. Mein Mann aber hat in Berlin Mist gebaut und ist ins Gefängnis gekommen. Jetzt musste ich ihm helfen und habe die Ausbildung abgebrochen. Mein Betrieb wurde umstrukturiert, und ich wurde entlassen. Vom Arbeitsamt erhielt ich eine sechsmonatige Ausbildung in Bürokommunikation. Das verhalf mir zu einer Anstellung im Messepark Leipzig. Ich arbeitete dort im Archiv, was mir richtig Spaß gemacht hat. Endlich stand ich nicht mehr an Maschinen. Aber der Arbeitsvertrag war nur auf zwei Jahre befristet, was dann? Ich musste doch arbeiten, um meinem Mann zu helfen.

1994 Umzug nach Berlin in eine erste eigene Wohnung Geburt meiner Tochter, Trennung von meinem Mann

Es war für mich ein großes Glück, dass mein Onkel in das angolanische Konsulat nach Berlin kam. So erhielt ich ein Angebot für einen Arbeitsvertrag in der Botschaft und zog nach Berlin. Mit meinem Mann bewohnte ich erstmals eine eigene Wohnung. Ich arbeitete viel und hatte große Freude daran. Wieder meldete ich mich in der Volkshochschule an und lernte für das Abitur. Wir waren dort eine tolle gemischte Truppe, ich lernte fleißig und hatte wieder Ziele. Dann wurde ich schwanger. 1995 wurde meine Tochter Sarah geboren. Die viele Arbeit, die Schwangerschaft, die Abendschule und ein Mann, der immer wieder straffällig wird und mir bei allem nicht hilft.... Ich habe das alles nicht geschafft und kurz vor dem Abitur die Schule abbrechen müssen. Das war 1996. Lange habe ich um ihn gekämpft, aber schließlich musste ich einsehen, dass ich meinem Mann nicht helfen konnte und habe mich ein Jahr später von ihm getrennt.

1998 wechselte die Besetzung in der angolanischen Botschaft. Die Bonner kamen, und mein Onkel und ich wurden entlassen. Und ich hatte immer noch keinen Berufsabschluss.

Kündigung und Suche nach einer neuen Perspektive
Erfahrungen mit deutschen Ämtern

Schließlich vermittelte mir das Sozialamt Lichtenberg auf mein Drängen hin eine zweijährige ABM-Stelle im Zentralarchiv des Gesundheitsamtes. Die Arbeit machte mir großen Spaß, schließlich hatte ich es ja wieder mit Akten zu tun. Das war meine letzte längerfristige Beschäftigung.

Von da an bin ich ständig auf der Suche nach einer Ausbildung oder einer richtigen Arbeit. Beides habe ich bis heute nicht gefunden. Ein Abitur ist immer noch mein großes Ziel. Dann würde ich sehr gerne einen richtigen Beruf lernen, z. B. Rechtsanwalts- oder Notargehilfin oder einen Beruf, in dem ich mich um Kinder oder ältere Menschen kümmern kann. Ich helfe sehr gerne.

Auf meine Bewerbungen erhalte ich nur Absagen. Mir fehlt eben die Qualifikation.

So nehme ich bis heute an verschiedenen kurzen Kursen oder MAE-Maßnahmen, die mir das Jobcenter anbietet, teil und suche weiter.

Schicksalsjahr 2004
Familienzuwachs und Hartz IV

Im Jahr 2002 begegnete ich meiner zweiten großen Liebe. Er stammt auch aus Angola. So richtig zusammen sind wir seit 2004.

Im selben Jahr wurde mein erster Mann nach Angola abgeschoben. Zu dieser Zeit fing ich wieder an, Autofahren zu lernen. Die theoretische Prüfung hatte ich schon bestanden. Dann passierte mir dieser schlimme Unfall in der Straßenbahn. Innerhalb von 2 Jahren hatte ich 4 Operationen am Arm. Damit endete mal wieder mein Traum vom Führerschein. Seit 25 Jahren will ich lernen, Auto zu fahren. Aber immer, wenn ich damit anfange, passiert etwas Schlimmes. Mal mir oder einem anderen in meiner Familie. Da habe ich die Ausbildung immer abbrechen müssen, habe finanziell anderen ausgeholfen. Das ist wie ein Fluch, der mir langsam Angst macht.

Am 29. August 2006 wurde unser Sohn Isbemio geboren und für mich begann eine dreijährige Elternzeit. Seit November 2009 bin ich wieder in einer MAE-Maßnahme, die mir sehr großen Spaß macht. Hier werde ich im Rahmen eines Internetprojektes, das Jugendlichen betriebswirtschaftliches Wissen und unternehmerisches Denken vermittelt, als Übersetzerin gebraucht.

Obwohl es mir großen Spaß macht, bin ich nicht glücklich. Das merkt auch meine Nichte in Angola, mit der ich von Zeit zu Zeit über das Internet Kontakt habe. Die Zeit vergeht, und ich habe immer noch keine Ausbildung. Meine Freunde und Brüder haben alle richtige Berufe, haben einen Doktortitel. Ich bin nichts, habe erst für meinen 1. Mann gelebt, jetzt für meine Kinder und lebe von Hartz IV.

Rückkehr nach Angola?
Gefangen zwischen zwei Kulturen oder vielleicht doch noch eine Chance?
Ich muss endlich einmal an mich denken

Ich liebe meine Heimat Angola. Aber ich würde in Angola keine Arbeit bekommen, ich war zu lange weg. Außerdem habe ich, wenn ich heute in Angola bin, große Probleme mit der Mentalität der Menschen, denn ich habe mich verändert. Meine Familie und Freunde wissen das. Sie sagen, ich soll lieber in Deutschland bleiben.

Wenn ich in Angola bin, wohne ich bei meiner Mutti, sie hat ein kleines Zimmer für mich. Und dann merken wir unsere großen Meinungsverschiedenheiten. Ich will dies an drei kleinen Beispielen verdeutlichen:

Ich verstehe, dass man abends zusammensitzt und sich unterhält. Aber irgendwann muss Ruhe sein. Nachts ertönt plötzlich laute Musik, werden laute Gespräche geführt ohne Rücksicht auf Kranke oder Kinder. Dafür habe ich kein Verständnis mehr. Vor zwei Jahren war ich kurz davor, die Polizei zu rufen. Meine Familie hielt mich für nicht ganz normal.

Ich bin durch Deutschland gewöhnt, im Supermarkt einzukaufen und zu Hause zu essen. Mit der Esskultur in Angola komme ich gar nicht zurecht. Dass, was da auf den Straßen geschieht, das gefällt mir nicht.

In Deutschland hat jeder vor seinem Chef Respekt. Das muss sein. Aber hier unterhält sich ein Chef auch mit seinem Angestellten. Das gibt es in Angola nicht. Die Distanz zwischen oben und unten ist sehr groß.

Die meiste Zeit meines Lebens habe ich in Deutschland verbracht. Ich habe mich in all den Jahren an die deutsche Kultur gewöhnt, das Leben ist vollkommen anders, es gibt wenige Übereinstimmungen mit Angola. Das Leben hier gefällt mir. Es ist ruhiger als in Angola. Hier hat jeder für sich ein Ziel, es ist kein Krieg, die politischen und gesellschaftlichen Verhältnisse sind stabil. Das ist in Afrika ganz anders.

Meine Tochter will unbedingt hier bleiben. Ich habe ihr Bilder aus Angola gezeigt, habe ihr erzählt, dass es heute dort auch gute Schulen gibt. Aber sie hat wohl Recht, wenn sie sagt, dass sie hier bessere Bildungschancen hat. In zwei Jahren kommt mein Sohn in die Schule. Bis dahin muss ich mich entschieden haben, wo ich leben kann. Oder ich bleibe, bis meine Tochter mit dem Studium fertig ist? Das Warten ist wohl mein Schicksal.

Und der Vater meines Sohnes? Ja, der kennt mich, ist in derselben Situation. Er überlegt auch, ob er zurückkehrt oder bleibt. Seit zwei Jahren ist sein großer Bruder in Angola Bürgermeister. Er als kleiner Bruder hat dem großen zu gehorchen. Mein Mann ist jetzt oft in Angola und arbeitet dort. Wir sehen uns nur in großen Abständen. Sein großer Bruder beschafft ihm Arbeit, die er braucht, um den Kredit für sein Reihenhaus in Ludwigsfelde abbezahlen zu können. Das hatte er zusammen mit seiner ersten Frau gekauft. Sie ist inzwischen verstorben. Nur wenige verstehen, warum ich dort nicht einziehen möchte.

Wie lange wird das alles noch so gehen?

Meine Arbeitsvermittlerin im Jobcenter Lichtenberg hat mir in unserem letzten Gespräch im November 2009 versprochen, für mich eine richtige Ausbildung in dieser Richtung zu finden. Eine Ausbildung über drei Jahre, mit einem richtigen Abschluss. Aber bis jetzt hat sie wohl noch nichts gefunden.

Wenn ich darüber nachdenke, wer ich bin, macht mir das Angst. Ich merke, wie viel Zeit und Energie in meinem Leben verloren gegangen ist. Es ist Zeit, etwas für mich zu tun.

Ich muss es jetzt noch mal anpacken und hoffe, dass mir das Jobcenter dabei hilft, noch mal zur Schule zu gehen und einen richtigen Beruf zu lernen. Ich will irgendwas sein, irgendwas kleines, aber etwas. Das wünsche ich mir mein Leben lang und bin mir sicher, dass ich das schaffe.

Herr B. M.
45 Jahre

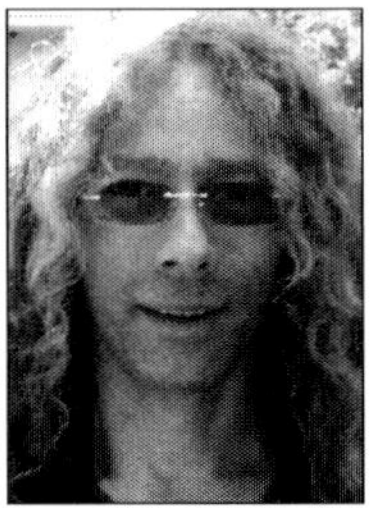

Fast alles erlebt – auch schon gelebt?

Auszug: Familiärer Hintergrund

Meine Großeltern hab ich nicht kennen gelernt. Ich weiß nur, dass meine Mutter bei Schwabe's, Erich und Frieda Schwabe, Geschwistern meiner leiblichen Großeltern, meinen so genannten »Großeltern«, und ihr Bruder im Heim aufgewachsen sind. Erich Schwabes Tod 1971 wurde in der Zeitung erwähnt, wegen seiner hohen politischen Funktionen und seiner Verdienste um den Widerstand zwischen 1933 und 1945. Frieda Schwabe war in den 1930-iger Jahren im Frauengefängnis in der Barnimstrasse. Ihre Tochter, »Tante« Ursula, war 30 Jahre im Außenministerium beschäftigt, mein »Onkel« Karl Gott, nicht zu verwechseln mit dem tschechischen Karel Gott, war 25 Jahre bei der Drogenfahndung in Schönefeld, für die das Ministerium für Staatssicherheit die Oberaufsicht hatte. Meine Mutter war als Turnerin für die Olympischen Spiele 1960 in Rom vorgesehen, flog aber aus der Liste, weil sie dem Trainer nicht zu Willen war, obwohl das hätte verhindert werden können, wenn sie nicht, aus einer situationstypischen Angst für eine eventuelle Mitschuld heraus, geschwiegen hätte. Der Einstieg meiner Mutter ins Sexualleben war nicht annähernd von Normalität gekennzeichnet.

Einerseits war da Frieda Schwabe, die sie gängelte, was Freizeitaktivitäten betraf, was wahrscheinlich darin begründet lag, dass sie selbst 1914 mit 15 das erste Mal abgetrieben hat. Andererseits war meine Mutter auch durch viele ihrer Lebensumstände reichlich verwirrt, was sie letztlich dazu brachte, während ihres Elektronik-Studiums sich nicht nur exzessiven Partys hinzugeben, sie suchte auch in ihren Partnern elterliche Orientierung, was sie auch dazu brachte, dass sie auch kurzzeitig mit dem 18 Jahre älteren DDR-Schauspieler Rolf Ludwig (1925 - 1999) zusammen war.

Von meinem Vater weiß ich nur, was meine Mutter mir erzählte, wozu auch gehörte, dass er seit Ende 1965, Anfang 1966 nicht mehr aufzufinden und seitdem nirgendwo mehr offiziell zu finden war.

Meine Mutter fand schnell wieder Anschluss und landete dann bei dem Vater meiner beiden Geschwister, die 1967 und 1968 geboren wurden. Diese beiden Geschwister hab ich seit etwa 40 Jahren nicht mehr gesehen.

Meine Mutter wurde von dem Vater dieser Kinder mit konstanter Regelmäßigkeit verprügelt, was meist dazu führte, wenn meine Mutter die Anzeichen dafür früh genug erkannte und schnell genug reagierte, dass sie uns im Kinderzimmer einschloss und mir klarmachte, dass es besser wäre, wenn ich meine Geschwister ruhig halte, um ihn nicht noch zusätzlich in seinen teils maßlosen Gewaltexzessen zu provozieren.

Die Ursachen für das Prügeln seinerseits waren sicher eine Mischung aus verschieden Aspekten. Einerseits war es sicher die Überforderung aus der Situation, weil er, trotz seiner jungen Jugend, innerhalb von etwa 2 Jahren mit einem fremdem Kind und 2 leiblichen Neugeborenen zurechtkommen musste. Andererseits war da noch eine relativ offene, aber immer angemessene Art meiner Mutter, mit Jedem und Allem umzugehen, was zu dieser Zeit, Ende der 60er, Anfang der 70er, nicht sehr verbreitet und sicher auch keine Normalität war. Sie lebte sich selbst nicht ausschließlich als Frau, sondern vor allem als Mensch mit einem Höchstmaß an sozialen bzw. ethischen Wertmaßstäben, was angesichts des damals vorherrschenden Frauenbildes immer wieder auch zu ausgrenzenden, diskriminierenden, verletzenden und zerstörerischen Reaktionen von männlicher wie von weiblicher Seite führte.

Das waren die ersten, etwa 5 Jahre meines Lebens, in denen auch entscheidende meiner Wertevorstellungen, Wertebezüge, Werterealitäten und mein Werteverhalten geprägt wurden. Gefühlsmäßig kann ich nur wenig bis gar nichts zu dieser Zeit sagen, weil ich, einerseits den Gefühlsausbrüchen Umgebender ständig ausgeliefert war, und andererseits wegen Reaktionszwängen kaum Zeit hatte, mich um eigene Gefühle zu kümmern, wenn sie denn gern gesehen gewesen wären bzw. ein Forum für Berechtigung, Auslebung, Reflexion und Richtungsorientierung gehabt hätten. Nur, dass das stärkste Gefühl in dieser Zeit Angst war, Angst um meine Mama, weil zu der Zeit ihre Selbstmordversuche häufiger wurden, und Angst vor Verletzungen meiner Geschwister, meiner Mama und mir.

Meine Mutter sah, bis zu ihrem Tod, wie eine Ballett-Tänzerin aus und wirkte immer besonders durchsetzungsfähig, was sie als Konkurrenz-, Neid-, Hass- bzw. Frustziel besonders attraktiv machte. Andere

Frauen glaubten, sich ständig an ihr ihre Krallen wetzen zu können, beneideten sie um ihre starke Ausstrahlung, wollten Schwachpunkte finden, um sich wegen eigener Schwachpunkte besser fühlen zu können, und hofften, irgendwann den Zusammenbruch erleben zu können, um sich selbst mal wieder als Sieger zu fühlen. Männer hatten Angst, an ihren Zweifeln und Defiziten gepackt zu werden, in ihrer Nähe nicht annähernd so viel Mann zu sein, wie sie eventuell Frau war, glaubten sich selbst nicht gebraucht, weil sie nicht das hilflose Weibchen gespielt hat, und waren auch nicht in der Lage zu vermuten, dass eine Frau, die draußen zehn Bäume umgepflanzt hat, dann, wenn sie heim kommt, einfach mal Frau sein möchte, die sich fallen lassen kann, aufgefangen, gehalten und umsorgt werden möchte. Bei alldem sah niemand den Menschen, der dahinter steckt, mit seiner gesamten Gefühlspalette und einem riesigem Spektrum an Toleranz, Verständnis, Mitgefühl, Anteilnahme, Talenten, Fähigkeiten, Erfahrungen und Ideen.

Auszug: Zu mir (und meiner Mutter)

Ich wusste nie, in welchem Zustand sich meine Mutter befand, weil sich der Wechsel zwischen ihren Stimmungen jederzeit vollziehen konnte. Dabei waren äußere Umstände meist nur ein Auslöser, eine Brücke, manchmal ein Verstärker bzw. ein Beschleuniger. Diese Ungewissheit ließ mich in beständiger Angst und Bereitschaft leben, also nichts zu fühlen, nichts zu wollen, meine eigenen Bedürfnisse, selbst Grundbedürfnisse, fast komplett auszuschalten, mich selbst bis fast zur Selbstaufgabe anzupassen, um in jedem Fall auf alles reagieren zu können, alles abzufangen, alles zu moderieren bzw. alles zu verhindern, was schädlich ist. Ich lernte schnell, mit allem umzugehen, schnell auf alles zu reagieren, ich lernte, mit Hunger und Schmerzen zu leben.

Meine Mutter hatte trotz allem sehr hohe Wertmaßstäbe. Auch hat mir die Orientierung an diesen Wertmaßstäben sehr dabei geholfen, den Menschen von der Kranken in ihr zu trennen, was auch half, sie menschlich zu bewundern und sie wegen der Auswirkungen ihrer Krankheit nicht zu verurteilen. Das bedeutete für mich, wegen der zwangsläufigen Zurückstellung von Persönlichem auch eine gute Ablenkung, eine gute Möglichkeit, meine Probleme ins Verhältnis zu stellen, eine gute Hilfe dabei, Probleme überhaupt erst einmal zu formulieren, also wörtlich greifbar zu machen, und auch, dass es oft besser ist, persönliche Belange für den Erfolg einer Sache so weit wie möglich zurückzustellen.

Die ersten dreieinhalb Jahre im Leben meiner Schwester (02/1974 - 09/1977) waren für mich, meinen »Onkel« und meine »Tante« ein relativer Halt, eine gute Orientierung, eine seltene Gelegenheit für Gespräche und manchmal auch eine Möglichkeit, etwas zu essen zu bekommen. Beide wollten wissen, was meine Mutter so trieb, herausbekommen, was mich so trieb, dann eventuell Steuerungs-Versuche für mein Leben unternehmen und, wenn nötig, auch helfend eingreifen, wenn es akut würde.

Bei den Gesprächen ließ ich niemals etwas über unsere Situation durchsickern, und, was das Essen betraf, fragte ich niemals danach, um nicht meine Mutter in ein schlechtes Licht zu rücken. Mehrmals lief ich weg, landete in Heimen für elternlose Kinder, in Blindenheimen, in anderen Jugendeinrichtungen und, weil zeitweilig nirgendwo ein Platz frei war, im Jugendgefängnis.

Auszug: Einstieg in mein Arbeitsleben

Dieser Einstieg begann schon sehr früh. Meine Schwester erblickte einen Monat vor meinem 9. Geburtstag das Licht der Welt, ihr Vater war ein Mann aus Guinea-Bissau, dem portugiesisch-sprachigen Teil der Republik Guinea, aus dem Leute kamen, die die positiven Kreise im »Angola-Krieg« auch bei Kämpfen unterstützten. Dieser Mann versuchte, so gut wie möglich, Vater zu sein, mit meiner Mutter klarzukommen, mich zu beschützen und seinen offiziellen Verpflichtungen nachzukommen, was aber wegen der Komplexität nur sehr bedingt möglich war, was bedeutete, dass dann, wenn Mama nicht fit genug für sie war, ich alles übernahm, was für ein Baby eben notwendig ist. Das hatte, so überfordernd alles auch manchmal war, auch oft etwas Gutes. Ich lernte schnell, was das Waschen von Baumwollwindeln bedeutete, konnte schnell reagieren, weil ich schnell erkannte, wann es Hunger, Durst, eine nasse Windel oder einfach nur Langeweile war. Außerdem schulte es mich in Geduld, weil meine Schwester oft stundenlang am Schreien war, was bei ihr, in einer, sehr viel später festgestellten bipolaren Störung mitbegründet war, die auch bei meiner Mutter vorhanden, aber nie offiziell diagnostiziert wurde, was mich weitestgehend vor den Ausbrüchen meiner Mutter während ihrer manischen Phasen schützte, weil ich ja dann die Bemühungen für meine Schwester als Alibi hatte.

Einerseits hieß das, dass normales kindliches Verhalten von dieser Zeit an Tabu war, was einen erheblichen Reifeschub bedeutete, andererseits bedeutete es auch, dass ich gebraucht wurde, was mir eine Rechtfertigung für meine Existenz gab und mir einen eigenen Wertestatus gab, der Extreme in unserer häuslichen Umgebung oft abmilderte. Zu diesem Extremen gehörten die Fürsorge für eine volltrunkene Mama, das Verhindern von Selbstmordversuchen, nicht selten gesundheits- und lebensgefährdende Gewaltausbrüche und stundenlange Weinkrampfsituationen.

Die Angst vor diesen Extremen war es auch, die mich dann im nächsten Schuljahr dazu trieb, dass ich, als mir das Wechselgeld für die Schulversorgung gestohlen wurde, aus Angst vor Konsequenzen durch meine Mutter, zum Kohlenhändler an der nächsten Ecke ging und dieser, als ich ihm die Situation erklärte, mir die Chance gab, das zu ersetzende Geld mit Holz- und Kohlenstapeln zu verdienen. Ich bekam 12 Pfennig für einen Kasten Holz und 18 Pfennig für einen Kasten Briketts, 8,90 waren mir gestohlen worden, was eine Menge Arbeit bedeutete.

Spätere Ausflüge waren dann noch das Verkaufen von mit erhitzten Rouladennadeln verzierten hölzernen Kochlöffeln, als meine Schwester mit 3 Jahren aus den gröbsten Fürsorgenöten heraus war, Ferienarbeit bei verschiedenen Betrieben, wie »Druckguß Berlin« und in anderen Betrieben, wo die von uns auseinandersortierten Container hinter der Halle wieder zusammengekippt wurden und einiges Andere mehr, was teilweise Beschäftigungstherapie war, mir aber auch einen guten Einblick in verschiedene Abläufe gab, mich zeitweise aus der Schusslinie meiner Mutter nahm und auch eine gute Ablenkung von mir, meinen Gedanken, Gefühlen, Schmerzen und Problemen war.

Während der Schulzeit (09/1977) zogen wir von einer Wohnung mit Gemeinschaftstoilette im Bezirk Prenzlauer Berg nach Weißensee, wo nicht erst stundenlang Wasser fürs Baden in der Abwaschschüssel unseres Küchentisches aufgewärmt werden musste, es kam warm aus einem Gas-Durchlauferhitzer.

Dort lernte ich das erste Mal den Luxus des Badens kennen, der Entspannung, Auszeit, Stressabbau und eine sehr erleichterte Reinigung. Baden, Duschen, häufiges Händewaschen und ein überdurchschnittlich ausgeprägter Reinlichkeitssinn waren lange Halte-, Ausgleich-, Beruhigungs- bzw. Stressabbaumomente in meinem Leben, was sich vor etwa 2 Jahren erst relativiert und normalisiert hat.

Niemand wusste, dass alles, was mich und meine Potenziale kennzeichnete, ausschließlich auf Reaktionen auf unsere familiäre Situation begründete, sich darauf aufbaute, darin gewachsen war, daraus resultierte. Es war Ablenkung von allem, von familiären, persönlichen, gesellschaftlichen und schulischen Problemen, gleichzeitig war es auch Moderation, Verschleierung, Beschönigung und Verharmlosung für die Außenwelt.

Genauso eine und sicherlich nicht weniger wichtige Ablenkung war meine Lehrausbildung zum »Instandhaltungsmechaniker für technische Ausrüstungen mit Abitur« im Braunkohlekraftwerk Boxberg. Einerseits war meine Mutter wegen meines Aufenthalts im Lehrlingswohnheim dazu gezwungen, sich um meinen, in meinen letzten Sommerferien geborenen Bruder selbst zu kümmern, was mich als Konfliktpotenzial aus der Schuld nehmen, sie ihrer Verantwortung annähern, ihr mehr und andere Freiräume und eine gewisse Reorganisationsfreiheit ermöglichen sollte. Andererseits gaben mir zeitliche, personelle, unterbringungs- und ernährungsmäßige Regelmäßigkeiten ganz neue Entwicklungsschübe, die mir einerseits ein körperliches Überleben und, andererseits zunehmend ein gesellschaftliches Überleben gesichert haben, was nicht bedeutete, dass ich wirklich lebte, weil ich immer noch gedanklich mit der sozialen, mentalen, gefühlsmäßigen und organisatorischen Be-, Ab-, Ver- und Aufarbeitung meiner familiären Situation beschäftigt war.

Während dieser Ausbildung war ich zu meinem 18. Geburtstag in der Wohnung meiner Mutter, die mir, aus der Pflicht für meinen Geburtstag, 2 Schachteln »alte Juwel« zuwarf und sagte: »Nur, weil Du heut Geburtstag hast. », was sie dann auch als ausreichende Würdigung für diesen Tag ansah. Ich wollte wieder weg sein, bevor sie von der Arbeit kam, um genau solchem zu entgehen. Abends prügelte sie wieder aus irgendeinem nichtigen Grund mit einem Bündel von Holzkleiderbügeln auf mich ein, was mich erstmalig zum Stoppen meiner Mutter veranlasste. Nach einigen entsprechenden Bemerkungen warf ich meine Wohnungsschlüssel vor ihrer versammelten Besucherschaft auf den Küchentisch, was meinen endgültigen Auszug bedeutete.

Nach dieser Berufsausbildung wäre ich verpflichtet gewesen, wenigstens weitere 3 Jahre im Kraftwerk zu bleiben, das dem »Ministerium für Kohle und Energie« (MKE) untergliedert war, was zur Folge hatte, dass ich für 3 Jahre meinen Beruf nirgendwo anders ausüben durfte.

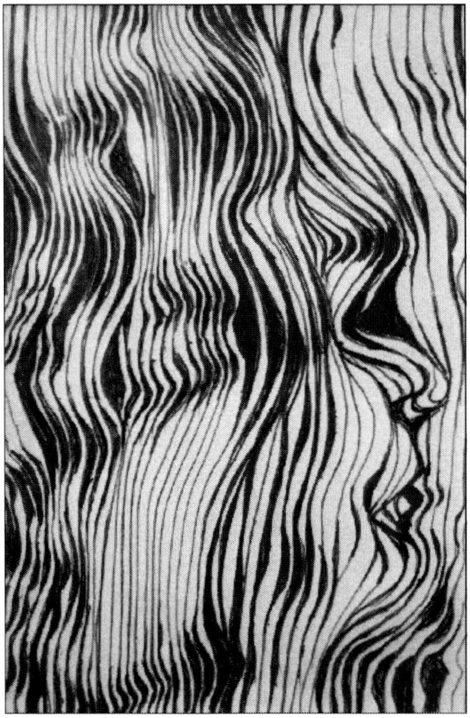

Mädchenkopf

Deswegen arbeitete ich bei »Berliner Schleifmittel« in der Produktion, reparierte situationsbedingt und lernte schließlich die gesamte Anlage zu »fahren«, also, eine Fertigung von der Vorbereitung der Rohmaterialien bis zum Endverbraucherprodukt durchzuführen.

Das lief ein Jahr relativ gut und wäre eine gute Chance gewesen, einen Einstieg in ein Leben mit neuen Bezugspunkten, neuen Bezugspersonen, zeitlichen und lebensorganisatorischen Regelmäßigkeiten mit dauerhaften Tendenzen zu bekommen.

Eines Tages wollte ich Papiere von meiner Mutter holen und mich auch mal wieder über die häusliche Situation informieren, auch, weil ich mir Sorgen um das Wohl meines Bruders machte. An diesem Tag musste ich meine Schwester beim Quälen meines 3-jährigen Bruders stoppen, was auch zu einer Ansage meiner Mutter und meiner Schwester gegenüber führte, die sinngemäß beinhaltete, dass ich ertragen könnte, wenn man sich an mir auslässt, aber ernstzunehmende Konsequenzen durchsetzen würde, wenn mein Bruder noch mal zum Opfer wird!

Diese Situation war so einschneidend für mich, dass sie mich zu einer Flucht aus dem bürgerlichen Leben, mit Hausbesetzung, Gelegenheitsarbeiten, Arbeiten im Gastronomie Service und damit verbundenen Feierabendaktivitäten veranlasste, die nur dadurch kurz unterbrochen wurde, dass mich meine Mutter mit der Hilfe von Verwandten im Staatsdienst suchen ließ und mir die Besichtigungskarte für eine Wohnung durch die Tür der Wohnung steckte, in der ich zu der Zeit ohne Anmeldung lebte.

Kurz darauf bezog ich meine erste eigene Wohnung in der Borner Straße in Hohenschönhausen, bei deren Einrichtung ich mir von meiner Mutter mit den notwendigsten Kleinigkeiten helfen ließ, was aber zu keinem dauerhaften bzw. intensiveren Kontakt führte. Ich und sie wollten und mussten erst mal unseren Frieden mit uns selbst machen!

Diese innere Friedensfindung führte zur inneren Selbstaufgabe und 2 Jahre später dann zum Tod meiner Mutter, was ihr auch deswegen relativ leicht fiel, weil sie nach meiner Aktion für meinen Bruder 2 Jahre zuvor wusste, dass ich für ihn sorgen würde und, weil wir inzwischen einen »Waffenstillstand« geschlossen hatten, der für mich eine gute Klärungsgrundlage bedeutete, für sie aber nur einen Abschluss vor dem endgültigen Aufgeben.

Ein paar Monate später nahm ich eine Arbeit bei der »ZBE« (Zwischenbetriebliche Einrichtung«) »Berliner Blumen« an, bei der ich zur Zeit der Wende im dritten Jahr war, hab dort als Lagerarbeiter gearbeitet. Ich war für Feststoffe, d. h. Blumentöpfe, Trockenblumen und Ähnliches zuständig. Der Chef, der Reserveoffizier bei der »Firma« war, hat mich für die Leergutabteilung verantwortlich gemacht, Ich habe dann, innerhalb von einem Jahr, aus diesem Bereich eine eigene Abteilung gemacht. Wie ich organisierte, moderierte, ordnete und entsprechende Dokumentationen anfertigte, blieb nicht lange verborgen. Das und die Tatsache, dass sich keiner mit den PA-Schülern befassen wollte, führte letztendlich dazu, dass man diese ständig zu mir schickte, bis ich auch das dauerhaft übernahm. Ich hab den Schülern, die aus den 10. Schulklassen kamen, dann eine Einführung in die Arbeitsprozesse nahe gebracht. Bevor diese Schüler zu mir kamen, wurden sie meist zum Hoffegen, Hallenbodenreinigen, für Botengänge oder Aufräumarbeiten herangezogen. Zur Einführung machte ich zunächst klar, dass es mir wichtig wäre, dass sie bei mir ernstzunehmend arbeiten lernen würden, einerseits, um einen Einblick in Vieles zu bekommen und andererseits, weil man Fegen, Wischen, Aufräum- und Müllarbeiten auch in jedem anderen Betrieb machen könnte. Ich habe dann diese Schüler zu Inventuren, zu Zählungen, Abrechnungen und zur Katalogisierung mit dazu genommen, etwa ein Jahr lang.

Früher war die »ZBE«, wegen vorangegangener Handhabung, immer die letzte Wahl, wenn die Schüler sich im letzten Schuljahr aussuchen konnten, wo sie hingehen wollen. Ich konnte das innerhalb eines halben Jahres umkehren, was mir zeigte, dass ich irgend etwas richtig gemacht haben musste, wie auch die Tatsache, dass viele, anfangs desinteressierte Schüler, gut und teilweise auch selbstständig mitarbeiteten, was mir die Arbeit in meinem Bereich um vieles erleichterte. Mit meiner Methodik und mit dem Schutz der Schüler vor dem Herumschubsen durch andere hatte ich bald ihren Respekt, was dazu führte, dass unser Betrieb angesichts der vielen freiwilligen Meldungen sogar eine Auswahl dafür treffen konnte und auch musste, wer denn bei uns dann tatsächlich seine Zeit verbringen durfte. Das habe ich dann solange gemacht, bis ich, 2 Tage vor der Grenzöffnung, entlassen wurde, weil man bei mir Flugblätter vom »Neuen Forum« gefunden hatte. Ich wurde aber nicht deswegen entlassen, es wurde mit Unpünktlichkeit begründet, was zu jener Zeit etwa 2 Mal im Monat etwa 5 Minuten ausmachte.

Für mich war es das erste Mal, dass ich die Gesamtheit meiner Fähigkeiten zum Strukturausbau, zur Entwicklung, zur Vermittlung von ethischen Wertmaßstäben und zur Effektivitätssteigerung einsetzen konnte.

Auszug: Die Wende und die Suche nach meinen Platz

Einige Wochen nach der Wende lernte ich ein paar Saisongeschäftsleute kennen, die jeden Winter ihr Geld nahmen, zusammenlegten und in wärmere Länder fuhren, dann dort Stadien mieteten oder sich um freie Plätze bemühten, um dann mit Gruppen und Leuten, die nur ihre Auftritte als Einkommen haben, Geld zu verdienen. Meine Aufgabe war es, eine Saison lang, meist vor Ort zu klären, was an Technik, Hilfe, Werbung und Verkaufsartikeln, wie Essen, Getränken, Fanartikeln und Tonträgern, mitgebracht oder wahlweise ortsnah und unter welchen Prämissen und mit welchen Feinheiten organisiert werden sollte. Bei diesen Unternehmungen waren zum zweiten Mal meine Talente genauso gefordert, wie bei der »ZBE«, was mir letztendlich den Einstieg leicht machte und mich schnell dafür begeistern ließ.

Ich war zur Wende kein Aussteiger aus der Gesellschaft, sondern ein Einsteiger in die Weltkulturen. Ich hab immer schnell erfasst, was

Teil der landestypischen Kultur ist und was ortsübliche Umgangsweisen sind. Immer, wenn wir im Ausland unterwegs waren, war die Truppe vor Anfeindungen relativ sicher, weil ich in kürzester Zeit von den entscheidenden Leuten respektiert wurde, was aber auch nicht konfliktfrei war. Für die Leute, mit denen ich unterwegs war, hab ich dann auch immer den Vermittler gespielt und viel Privates geregelt, auch, weil ich mich immer mitverantwortlich fühlte.

Nach dieser Saison kam ich wieder nach Berlin zurück und hab mir hier in der Stadt einiges genauer angesehen, denn seit der Grenzöffnung hatte sich ja etliches geändert. Bei meinen Touren durch die Stadt entdeckte ich den so genannten »Drogenbus«, sah etliche Prostituierte dorthin gehen und fragte einen Verantwortlichen, was diese Leute wohl tun.

Mir wurde dann erklärt, dass er die »Striche« abfährt und auch feststellt, ob die Mädels Irgendetwas brauchen, wie Telefonnummern, einen Topf Tee, ein paar Kekse oder einfach nur Zuspruch. Nachdem mir das erklärt wurde, fragte ich, ob sie Hilfe bräuchten und engagierte mich bei ihnen. Ich hatte ja vorher mit dem Veranstaltungsservice genug verdient. Da war ich erstmal finanziell unabhängig. Da habe ich gedacht, na gut, bevor du mit Jobverteilung hilfst, im Ausland das ganze Elend zu beseitigen, wäre es ja vielleicht auch mal gut, zu Hause anzufangen und mal zu sehen, was im eigenen Umfeld so passiert.

Das war dann auch wieder ein idealer Punkt, für Ablenkung von mir, die Flucht in die Hilfsbereitschaft.

Nach einigen Wochen fuhr ich noch einmal alles ab und landete morgens am »Hartgeldstrich«. Dort erkannte ich ein Gesicht, was sich als ehemalige Schulkameradin erwies. Sie war in einem Zustand, der ein Überleben in den nächsten 6 bis 8 Wochen infrage stellte. Ich ging auf sie zu und fragte, ob sie aus dieser Situation heraus wolle. Das beantwortete sie mit einem Ja. Ihr war inzwischen alles so sehr egal, dass sie alles mit sich machen lassen hätte, dass ihr auch egal war, was, durch wen, wo und wie mit ihr passieren würde.

Ich rief eine Bekannte an, die sich nach der Wende ein großes Bauerngehöft gekauft hatte, welches sie nur deswegen erstanden hatte, weil abzusehen war, dass das Modell »LPG« (Landwirtschaftliche Produktions-Genossenschaft) nicht überleben würde und sie dieses Anwesen zu schön fand, um es dem Verfall preiszugeben. Sie zog dort mit verschiedenen Leuten ein, um ein alternatives Gemeinschaftsmodell auszuprobieren, was mich sicher machte, dass sie mir in diesem Fall auch helfen würde. Sie hat dort für mich eine Scheune frei gemacht, in der ich mich dann mit meinem Pflegefall eingebunkert hab. Etwa ein halbes Jahr setzte ich alles daran, um sie »von der Nadel wegzubekommen«, wobei mir die damaligen Drogenbuskontakte halfen und sich zu dieser Zeit als sehr gut erwies, dass ich diese Kontakte gepflegt hatte.

Man kann zwar mit einem Süchtigen einen »Kaltentzug« machen, das Problem werden dann aber immer Suchtbegleiterscheinungen sein, wenn die Sucht zu exzessiv betrieben wurde. Wer schon mal Krampfanfälle, alle möglichen Ausfallerscheinungen, körperliche und nervliche Zusammenbrüche erlebt hat, wird ansatzweise erahnen, was ich mit ihr in dieser Zeit erlebt habe. Neben allem wurde ich von ihr in diesem halben Jahr zweimal niedergestochen, wobei mir dann meine Kontakte aus der »Drogenbus«-Zeit eine wichtige Hilfe waren.

Sie hat dann jemanden kennen gelernt, von dem sie zunächst schwanger wurde, den sie aber dann auch heiratete und mit dem sie dann noch ein zweites Kind bekam. Beide Kinder müssten inzwischen volljährig sein.

Mich hat das Ganze so viel Kraft gekostet, dass ich danach 2 Jahre lang unterwegs war und gedacht hab, wenn mich jetzt einer der Leute erwischt, die mir ihr Zuhälter hinterherschickte oder ein Bus, dann habe ich es wenigstens hinter mir, so sehr ausgebrannt war ich, dass mir letztendlich egal war, was mit mir passierte. Ich musste erst mal von alldem weg, um nicht total kaputtzugehen und mich völlig aufzugeben. Auch noch Jahre später war die Erinnerung an dieses Ausgebranntsein so schlimm, hat mich dann jedes Mal so sehr heruntergerissen, dass ich danach immer wieder einige Zeit brauchte, um wieder klarzukommen.

Dann habe ich einen Bekannten wieder getroffen aus der Veranstaltungszeit, der hat mir ne Kubareise geschenkt, und da bin ich dann in Kuba Cayo Largo gewesen. Ja, und da bin ich als Animateur engagiert worden, dann bin ich nach Varadero, nach Trinidad, und war als Begleiter bei Tagestouren dabei, in Mexiko, auf den Bermudas, den Cayman Islands und Jamaica. Ich war bei einigen Clubs, ich hab mir dann immer wieder gesagt, ich mach das zur Probe, hab dann auch für die Probezeit mein Honorar gekriegt und durfte mir dann überlegen, ob ich weiter mache. Also ich wollte nicht von vornherein schon gebunden sein. Ja, und das habe ich dann ein halbes Jahr so gemacht.

Animateure fangen früh um 9 Uhr an und sind bis in die Nacht um 3 Uhr dabei. Und die gehen kaputt, die gehen kaputt, da gibt's keine

Freizeit, keine Freiräume. Klar haben sie Spaß mit den Leuten, aber letztendlich verheizen sie sich total bis zum Absturz oder Burnout.

Dann war ich 1 ½ Jahre in den Staaten unterwegs, hab Privatjobs angenommen, hab überall mal bei Bekannten und zuletzt dann 4 Monate in New York gewohnt.

Anfang '94 bin ich dann hier wieder eingeflogen.

Meine Mutter war gestorben, als ich 21 war, mein Bruder war in einer Pflegefamilie, meine Schwester war im Heim. Als ich zurückgekommen bin, wurde meine Schwester volljährig. Einerseits kam ich zurück, weil ich inzwischen gelernt hatte, dass man, egal wohin man flüchtet, Ungeklärtes mitschleppt und dass es zusätzlich zu neuen Umständen belastet, wenn der Alltag einkehrt, und andererseits auch deswegen, weil ich für meine Geschwister das einzige Bindeglied zu ihren Wurzeln bin.

2 ½ Jahre war ich dann hier in Deutschland illegal unterwegs. Ich war nicht krankenversichert, zweimal im Krankenhaus, einmal wegen Magengeschwüren, und einmal wegen einem Bandscheibenvorfall. Wegen meiner Illegalität haben mich meine Arbeitgeber erpresst. Wenn man einen Illegalen, einen Obdachlosen beschäftigt, kann man mit demjenigen machen, was man will. Ich hab Prospekte verteilt, in der Tischlerei mitgearbeitet, auf Baustellen und im Straßen- und Zeitungsverkauf.

Mitte '96 hab ich meine bundesdeutschen Papiere gekriegt und mich arbeitslos gemeldet.

Wegen einer Geschichte aus dem Anfang der 90-iger hab ich 20 Tage in U-Haft gesessen. Dann hab ich eine, die ich in der Reha-Klinik kennen gelernt hatte, in der ich wegen einem Bandscheibenvorfall war, kontaktiert und ihr gesagt: »Es gibt da eine Möglichkeit, dass ich dableiben kann, wenn ich innerhalb von 14 Tagen einen Wohnsitz habe, ansonsten würden wir uns nie wieder sehen,« und der Absturz wäre vorprogrammiert. Tja, und die hat mich dann aus der Haft in Moabit abgeholt, hat mir ihren Wohnungsschlüssel in die Hand gedrückt. Mit ihr hab ich dann etwa 4 ½ Jahre verbracht. Sie war in einer Betreuungseinrichtung für Behinderte, ich war zu Hause, begann aber im darauf folgenden Jahr eine Ausbildung zum Installateur, die endete, weil die Firma pleite ging.

Ende '98 hab ich durch das Arbeitsamt einen Lehrgang angefangen: »teamorientierte Projekt- und Unternehmensführung«. Am 02.11.1998 habe ich meinen ersten Computer überhaupt eingeschaltet. Das hat mir dann ganz gut getan, weil man auf viele Sachen vorbereitet wurde. Dort habe ich den Einstieg in die Datenbankprogrammierung bekommen. Hab dann nach einer Woche eine gebrauchsfähige HTML-Programmierung gemacht, nach 4 Wochen den ersten Rechner im Lehrgang bei uns repariert und nach 2 Monaten meinen ersten eigenen Rechner zusammengebaut. Ja, hab dann sogar nach einem ¾ Jahr mein eigenes Sicherheitssystem entwickelt, hab nach 1,5 Jahren mein erstes Datenrettungssystem entwickelt, und war nach 2 Jahren und 1 Monat durch einen Bekannten in der Forschungs- und Entwicklungsabteilung bei »Terratec«, und zwar in einer abgesplitteten Abteilung, die »e-con« GmbH hieß, mit Zustimmung des Arbeitsamtes als Praktikant, bis die Firma verkauft wurde.

In diesen 4 ½ Jahren versuchte ich, Therapeut für meine Partnerin zu sein, die dann, durch mein Engagement vom Opfer zum Täter an mir wurde, was mich in den letzten Monaten unserer Beziehung von 68 kg auf 52 kg Körpergewicht herunterbrachte.

Fast 2 Jahre später hatte ich eine einjährige Beziehung zu einer Älteren mit einer bipolaren Störung, die mich auch sehr viel Kraft gekostet hat und aus der ich von einer »gerettet« wurde, für die ich dann 2 ½ Jahre neben ihrem Lebenspartner den »Lover auf Bestellung« machte. Nach dieser Beziehung hatte ich eine weibliche Freundschaft, die mich 3 Jahre lang fast kaputt gespielt hat, indem sie mich regelmäßig in Schwierigkeiten brachte und dann den »Retter« spielte.

Lange Zeit hab ich meinen Selbstwert von den Beziehungen zu Weiblichkeiten in meinem Leben bestimmen lassen und die Arbeit als Flucht vor Situationen, Privatem, Stimmungen, Haltlosigkeiten benutzt und die Frage nach Persönlichem mit erarbeiteten Höchstleistungen unterbunden. Heute weiß ich, dass ein gesundes Maß von Arbeit, Gesellschaftlichem, Sozialem und Privatem das Wichtigste ist und nur das auf Dauer für einen ausgewogenen Kräftehaushalt sorgt.

Heute fühle ich mich sozial integriert, weil ich eigentlich schon etlichen Leuten geholfen habe, ich hab hier etliches an Sozialem geleistet. Ich bin in vielem, was insgesamt hier so ist, relativ sozial integriert, ich bin zwar noch nicht in die Arbeitswelt integriert und lebe vielleicht nicht nach gesellschaftlichen Maßstäben, wie z. B. Geld, Qualifikation, Macht oder Titel, aber ich bin menschlich integriert und versuche jeden Tag, beides in Einklang zu bringen. Für einige hier in der Maßnahme bin ich, auch wegen des guten Klimas durch die Verantwortlichen dieser »MAE«, ein Ansprechpartner. Ob es Miky mit seinen Problemen ist, oder hier der Johannes, wer auch immer, das sind alles Leute, die auch bereit sind, mich nicht bloß anzusprechen, wenn es um Extreme geht, sondern die sind eben auch bereit, mir zu helfen, d.h. jetzt, wo es mir ein paar Tage nicht so gut ging, hat der eine mal einen Schlüssel besorgt oder mir das Fahrrad mal eine Treppe hoch getragen oder ähnliches. Leute, die früher niemals jemandem auch nur einen guten Tag gewünscht hätten und fast jeder Situation irgendwie extrem begegnet sind, zeigen sich heute als sozial, menschlich, mitfühlend und leistungsbegeistert. Es ist teilweise unglaublich, was mit der entsprechenden Begleitung alles möglich ist!

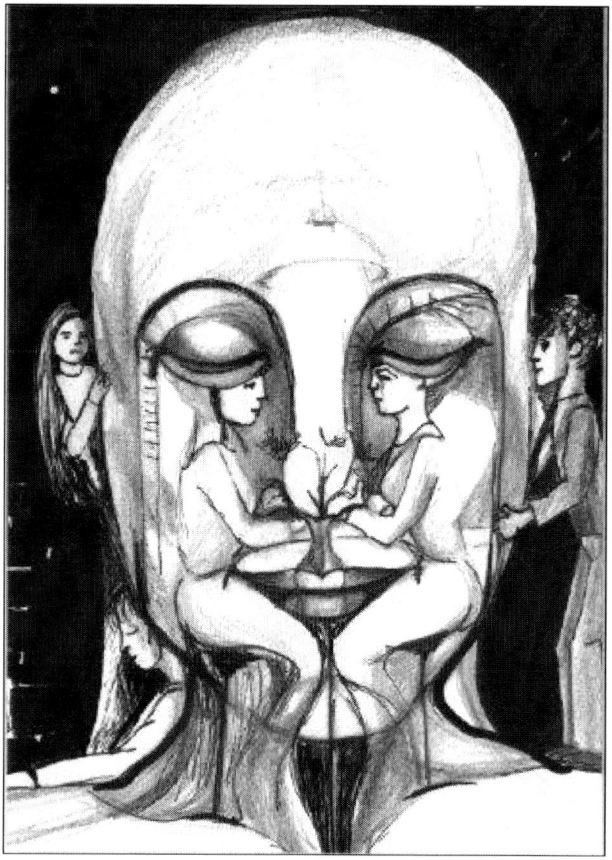

Andere entscheiden

Ich glaube, ohne die »MAE« wäre ich nach meinem Zusammenbruch letztes Jahr nicht so schnell wieder auf die Beine gekommen. Das war hier ein neuer Antrieb. Als im Januar der Brief für den Beginn am 2. Februar kam, bin ich losgelaufen, und dann war ich irgendwo wieder dabei, wieder mitten im Leben. Für mich hat meine jetzige »MAE« in mehrfacher Hinsicht einen Wert.

Zum Ersten ist es so, mit sozialen Extremen zu tun zu haben und sich trotzdem abgrenzen zu können, also nach Feierabend sagen zu können: »OK du machst deins, ich mach meins«, weil ja jeder irgendwann mit seinen Problemen alleine klar kommen muss, weil jeder ja auch alleine seine Rechnungen bezahlen muss.

Zum Zweiten ist es praktisch, meine Probleme mal ins Verhältnis stellen zu können, zu den Problemen anderer.

Zum Dritten ist es im Prinzip praktisch, gesellschaftliche Wertmaßstäbe wieder mit einzubeziehen, wie z.B. die Einbindung ins Team, die Anteilnahme am Team, die Mitarbeit im Team und auch eine Leistung für das Team zu bringen.

Zum Vierten gehören natürlich auch Qualifikationsaussichten für die Zukunft noch mit dazu und solche Wertigkeiten wie Regelmäßigkeiten, Verlässlichkeit, Anbindungen und Entwicklungen. Ja, und das zeigt mir, wie weit ich eben noch geistig, mental, sozial und gefühlsmäßig beweglich, flexibel, reflexionsfähig und entwicklungsfähig bin.

Durch die Vielzahl der Gespräche und die Arbeit an diesem Text bin ich nunmehr in der Lage, mich selbst einer therapeutischen Hilfe (Klinikaufenthalt) zu unterziehen. Ich habe nun einen Stand in der Aufarbeitung meiner Probleme, die es mir ermöglicht, diese wörtlich zu vermitteln und Hilfe anzunehmen.

Maik H.
27 Jahre

Begleittext zum Ausstellungsstück »Duft-Memo«

Die Nase und der Geruchssinn sind sehr wichtig.
Ich würde nichts essen, was ich nicht rieche. Wenn ich was essen müsste, was ich nicht rieche, würde das Essen für mich ziemlich fad und geschmacklos sein. Wenn ich es aber dann wieder rieche, hat das Essen für mich plötzlich wieder Geschmack.

Im Freizeitforum Marzahn oder im Seniorenheim hat es mir Spaß gemacht, unsere Ausstellung zu betreuen.

An meinem Duftstand erlebte ich, wie die Leute wirklich gegrübelt haben, um rauszukriegen, was sie riechen. Und das auch mit Leidenschaft.

Meinen Stand besuchten demenzkranke Leute, die schon gar nicht mehr die Namen der Kinder wussten. Da war eine Frau gewesen, die dachte, ich wäre ihr Enkelkind. Sie hat mich dauernd angefasst und gestreichelt.

Andere haben sich beim Riechen an ihre Kindheit erinnert, zum Beispiel bei dem Parfümduft »4711«.

Beim Riechen der Schuhcreme fing eine alte Dame an, über ihren Mann zu reden, der sich jeden Morgen im Flur in einer bestimmten Ecke die Schuhe geputzt hat. Und das fand ich sehr toll, solche Erinnerungen zu wecken. Von alleine hätte die Frau sich nicht hingesetzt und über ihre Familie nachgedacht. Genau bei diesem Geruch sind ihre Erinnerungen hochgekommen, die sie selber versteckt hat.

Mein Sohn und meine Freundin haben mich auch an meinem Stand besucht. Am Nachmittag haben wir uns noch mal darüber unterhalten. Mit seinen 4 Jahren fand er natürlich alles sehr schön und interessant. Und er sagte: »Papa, du machst eine wirklich sehr schöne Arbeit.«

Er war stolz auf mich.

Ich möchte in meiner MAE regelmäßig arbeiten, was mir auf Grund der Spielproblematik sehr schwer fällt. Ich möchte für das Projekt etwas Produktives leisten, etwas, worüber man sagt, Herr Hanisch, das ist ja interessant, etwas worauf ich zurückschauen und sagen kann: Okay, dazu habe ich meinen Teil beigetragen.

Was wir in der MAE machen, ist wirklich kein Quatsch. Wenn wir etwas herstellen, woran man Geräusche erkennen kann, setzt man sich da wirklich hin, und man tüftelt und man tut und man macht. Alles wird in eigener Produktion hergestellt. Da ist nichts angeschafft oder gekauft. Wir stellen alles wirklich selber her, setzen unsere eigene Kraft ein und unsere eigenen Gedanken und unsere Mühe. Und es ist schön, dass letztendlich was rauskommt, etwas, über das man sagt, da haben wir was Schönes aufgebaut. Die Arbeit in der Gruppe, der Gedankenaustausch und die Ideen der anderen sind dabei sehr wichtig.

Es ist egal, ob wir unsere Ausstellung Kindern, jungen Eltern oder Senioren vorstellen, es kommt immer ein positives Resümee. Ich bin stolz, ein Teil dieser Ausstellung sein zu dürfen und freue mich über jede Weiterentwicklung zu diesem Projekt.

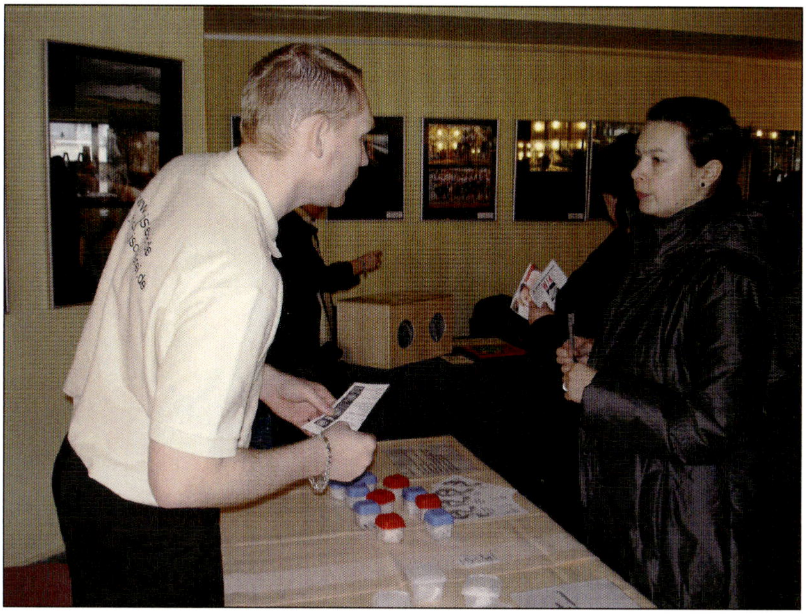

Im Gespräch mit Besuchern.
Die Wanderausstellung »Der Umgang mit unseren Sinnen«,
am 24.03. 2010. bei der 8. Gesundheitskonferenz des Bezirks
Marzahn-Hellersdorf

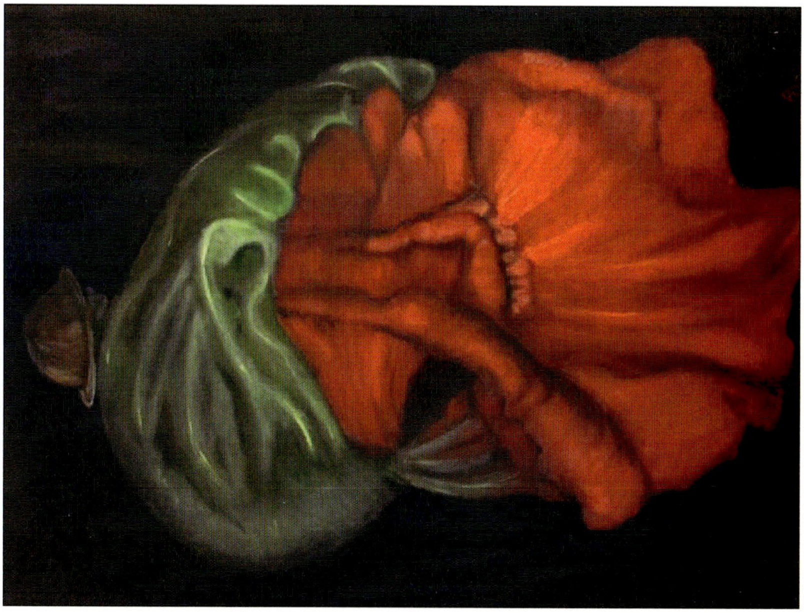

»Sinnestäuschung«, Anne Pahl

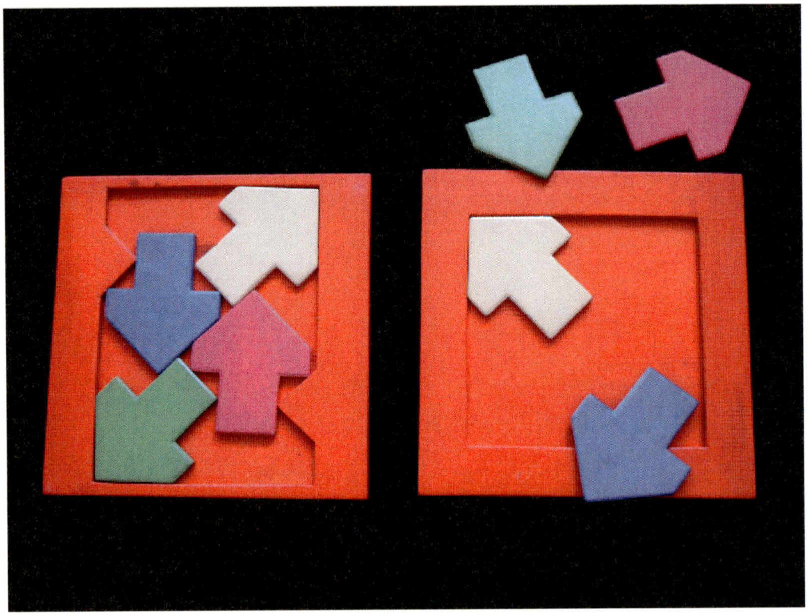

Der Rahmen gibt die äußere Form. Ohne Überschneidungen lassen sich die Pfeile einpassen. Ein geordnetes Chaos?

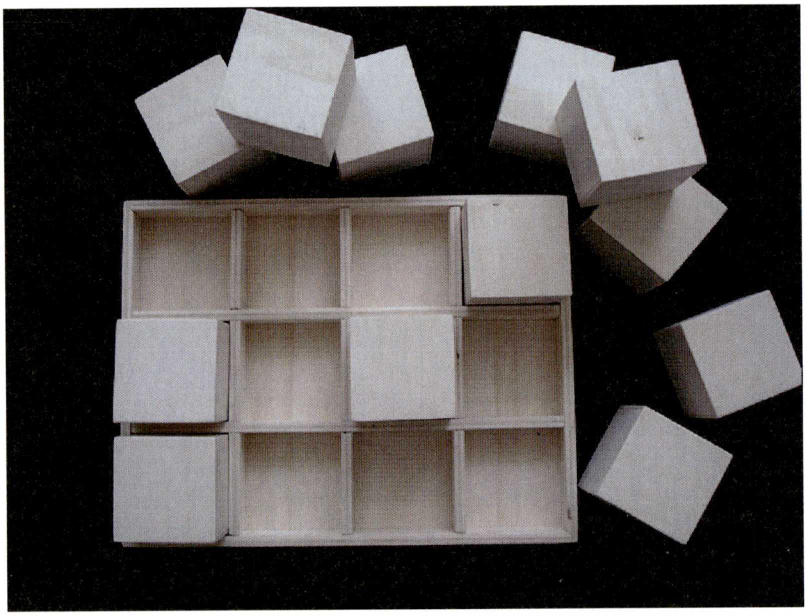

Die Kästchen lassen sich durch Geräusche, die beim Schütteln entstehen, unterscheiden. Immer zwei sind mit identischen Naturmaterialien befüllt, diese Paare gilt es zu finden.

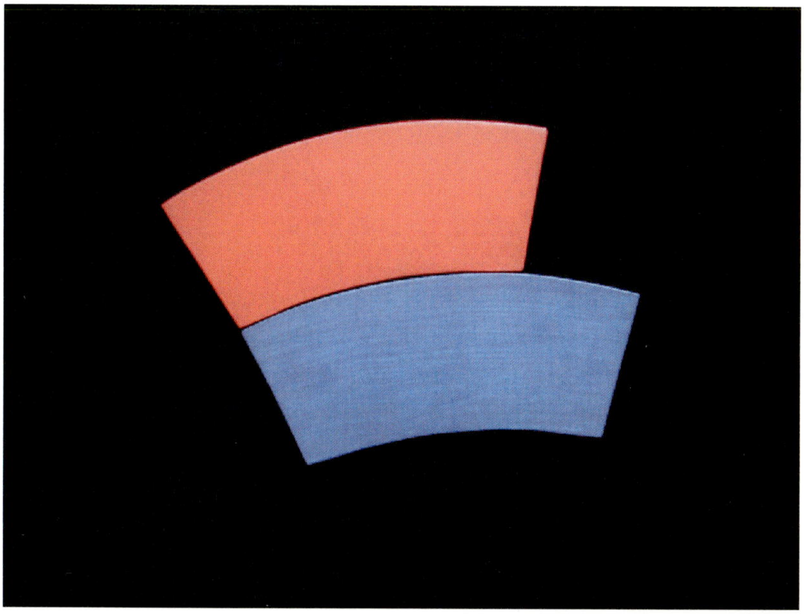

Gleich oder ungleich? Die Täuschung scheint perfekt oder doch nicht?

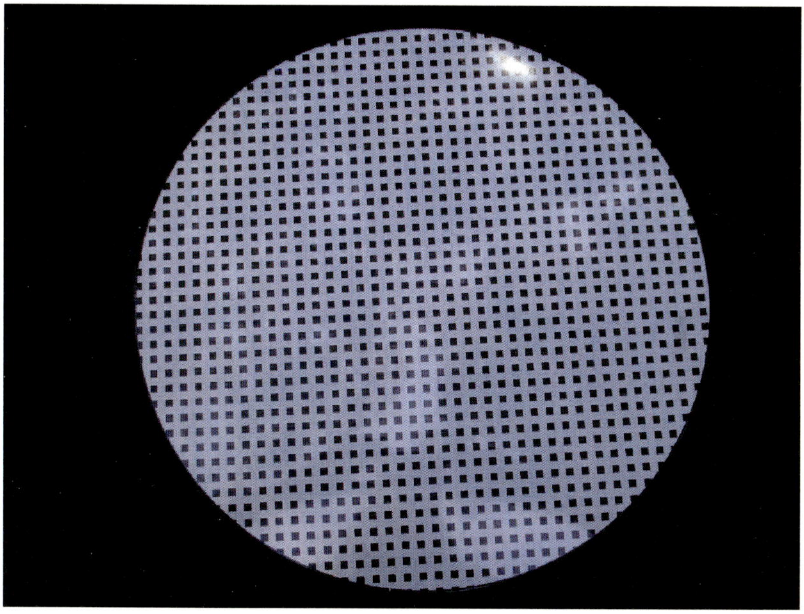

Fixiert man beim Drehen den Mittelpunkt der Scheibe, verändert sich die Wahrnehmung. Das Raster bleibt kurz im Auge eingebrannt, so sieht der Betrachter, wie Muster sich verzerren und verdrehen.

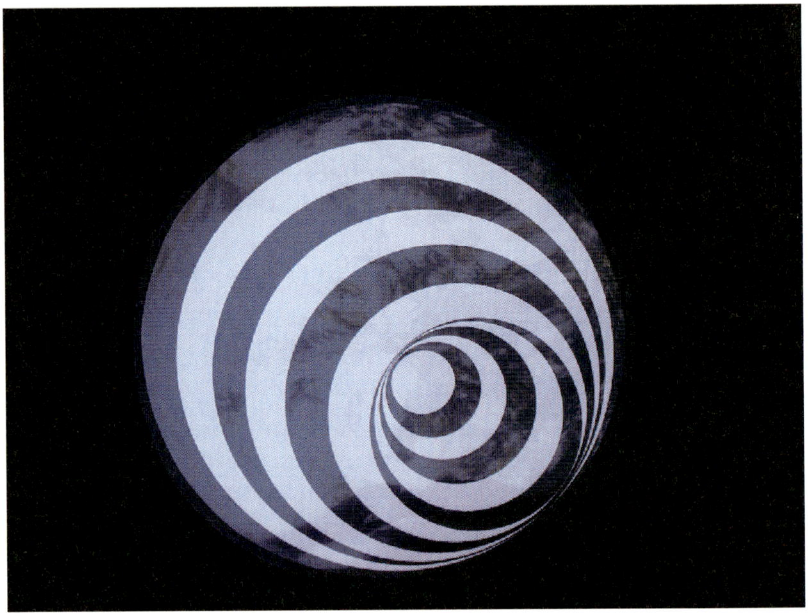

Zur zweidimensionalen Grafik scheint durch einfaches Drehen eine dritte Dimension hinzu zu kommen. Der Betrachter nimmt den räumlichen Eindruck eines sich drehenden Kegels bzw. Tunnels wahr.

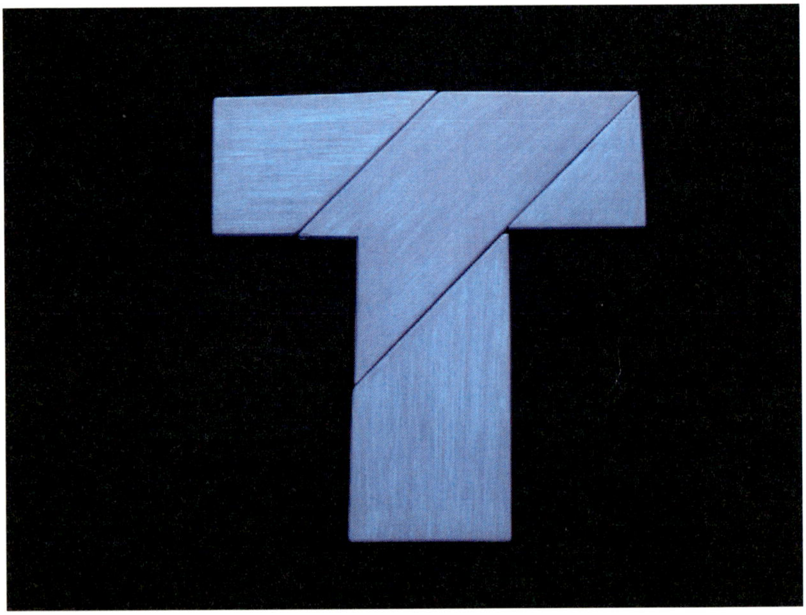

Was so einfach aussieht, hat es in sich. Um aus den vier Einzelteilen ein T zu legen, sollt man ruhig einmal »um die Ecke« denken.

Nachwort

(Psychisch) gesund wird und bleibt man im Sozialraum!

Psychiatrische Abteilungen an Allgemeinkrankenhäuser, psychiatrische Krankenhäuser, ja, Krankenhäuser überhaupt stehen, sieht man einmal von Unfällen oder etwa akuten Infektionskrankheiten ab, meistens am Ende einer längeren Entwicklung: Im Laufe von Monaten, häufig sogar von mehreren Jahren, hat sich bei den dann zur stationären oder teilstationären Behandlung aufgenommenen Patienten eine Verschlechterung in ihrem Gesundheitszustand entwickelt, der mit den Mitteln der ambulanten Medizin nicht mehr ausreichend hat behandelt werden können. So liegt es nahe, und dies weiß man seit vielen Jahren, dass präventive Maßnahmen wohl gut dazu geeignet wären, spätere Krankenhausaufnahmen zu vermeiden. Allerdings wissen wir auch, dass dies leichter gesagt ist als getan. Solange es mir gut geht fühle ich mich nicht unbedingt genötigt, etwas gezielt für meine Gesundheit zu tun. Vielleicht aber auch, und dies ist sehr häufig bei sich entwickelnden psychischen Erkrankungen der Fall, ist mir gar nicht klar, dass sich bei mir eine Verschlechterung meiner psychischen Gesundheit entwickelt. Die (zukünftigen) Patienten, aber auch ihre Angehörigen, und nicht selten auch die behandelnden nichtpsychiatrischen Ärzte sind sich der Bedeutung der Bedingungsfaktoren von psychischen Erkrankungen und was zu deren Entwicklung beiträgt nicht unbedingt bewusst.

Vor diesem Hintergrund hat es sich gerade die sozialpsychiatrische Tradition in der deutschen Psychiatrie, der sich auch unsere Abteilung für Psychiatrie, Psychotherapie und Psychosomatik am Evangelischen Krankenhaus Königin Elisabeth Herzberge (KEH) in Berlin-Lichtenberg verpflichtet fühlt, zur Aufgabe gemacht, über die »Klinikenmauern« hinaus Beiträge zu leisten, um die von ihr zu versorgende Gemeinde, überhaupt den Bezirk bei der Entwicklung entsprechender Perspektiven zu unterstützen.

Ganz klar: hier ist Vernetzung von Nöten!

Unter dem Motto »Psychiatrie außerhalb der Psychiatrie« sind wir daher seit vielen Jahren bestrebt, Initiativen für relevante Bereiche bezogen auf die psychische Gesundheit der Bevölkerung zu initiieren und zu unterstützen (A. Diefenbacher: Psychiatrie außerhalb der psychiatrischen Versorgung – das Allgemeinkrankenhaus als virtueller psychiatrischer Versorgungssektor. Gemeindenahe Psychiatrie, Heft 3, 1. Halbjahr 2009, S. 135-144). In enger Zusammenarbeit mit dem Bezirksamt Lichtenberg, und hier insbesondere mit dem Referat Familie, Jugend und Gesundheit unter der Leitung von Herrn Stadtrat Räßler-Wolff wurden so beispielsweise zwei Filmreihen »Psychiatrie im Film« organisiert, die über einzelne Krankheitsbilder Auskunft gegeben haben. In Podiumsdiskussionen, die nicht nur von Profis, sondern eben auch von Betroffenen bestritten wurden, konnten die einzelnen Themen vertieft werden, um den Zuhörern und Zuschauern auf einer entspannten und spielerischen Ebene Informationen nahe zu bringen, wie sie unter Umständen bei eigener Betroffenheit Hilfe suchen könnten.

Sehr wichtig, gerade auch in Bezug auf das Thema des hier vorgelegten Arbeitsheftes »Wenn (keine) Arbeit krank macht«, war eine Reihe mit Schulungen zu Themen der Psychiatrie für Fallmanager der Jobcenter bzw. für interessierte Laien in Zusammenarbeit mit dem Bezirksamt und der Volkshochschule Lichtenberg. Es ist davon auszugehen, dass bei Menschen, die arbeitslos geworden sind, psychische Erkrankungen unter Umständen sich entwickeln, oder aber auch bereits im Vorfeld bestanden haben, so dass durch gesundheitliche psychiatrische Einschränkungen die Arbeitstätigkeit verloren wurde. Hierüber Bescheid zu wissen, ist sowohl für die Betroffenen, für die ihr »Nicht-Mehr-Können« zunächst vielleicht rätselhaft geblieben ist und zu Selbstvorwürfen geführt hat, aber auch für die zuständigen Fallmanager der Jobcenter von sehr großer Wichtigkeit: Hier können Weichenstellungen erfolgen und gezielte professionelle Hilfe vermittelt werden (Psychiatrie im Alltag, herausgegeben von M. Räßler-Wolff und A. Diefenbacher, Gemeindenahe Psychiatrie, Herbst 2010, im Druck). Alle diese Aktivitäten müssen aber ins Leere greifen, wenn nicht von Seiten der Menschen im Bezirk Initiativen gestartet werden, die in ihrer – im weitesten Sinne – unmittelbaren Umgebung »Stützpunkte« schaffen, von denen aus die Gestaltung der Lebensumwelt im Stadtteil, im Kiez, möglich wird.

Die Initiativen, die im hier vorgelegten Arbeitsheft beschrieben werden, sind ein sehr schönes Beispiel für diesen Ansatz, den man neuerdings auch unter der Perspektive »Sozialraumorientierung« vermehrt diskutiert. Deutlich wird aus den hier abgedruckten Beiträgen, wie wichtig die Integration in einen tätigen Zusammenhang für alle Autoren war bzw. geworden ist. Bei aller auch verständlichen Kritik, die geäußert wird, gerade im Blick auf die zum Teil kärgliche Entlohnung, machen alle Autoren deutlich, wie wichtig es wohl doch für uns alle ist, nicht nur als Almosenempfänger zu fungieren, sondern eigene tätige und aktive Beiträge für die Gemeinde, also für unsere Mitmenschen leisten zu können.

Die hier versammelten Beiträge sollten daher uns allen Mut machen, auch in schwierigen ökonomischen Zeiten initiativ zu bleiben – Erfolg ist möglich!

Es ist also dem Bezirk Lichtenberg zu wünschen, dass weitere derartige Initiativen entstehen. Die Abteilung für Psychiatrie, Psychotherapie und Psychosomatik des KEH wird das in ihren Möglichkeiten Stehende tun, um hier zu unterstützen, wohl wissend, dass ein Krankenhaus allerdings nur dazu da sein kann, die Basis zu legen für die Wiederherstellung von (psychischer) Gesundheit. Denn es gilt: (psychisch) gesund wird und bleibt man in der Familie, zu Hause, im Kiez, im Austausch mit Freunden und überhaupt in einem lebensfreundlichen Bezirk, der von seinen Bewohnerinnen und Bewohnern aktiv (mit)gestaltet werden kann.

Prof. Dr. med. A. Diefenbacher MBA
Chefarzt

Notizen

Notizen

Notizen